Prof. Dietrich Grönemeyer

MEINE FORMEL FÜR EINEN GESUNDEN SCHLAF

AF834123

Prof. Dietrich Grönemeyer

MEINE FORMEL FÜR EINEN GESUNDEN SCHLAF

südwest

Inhalt

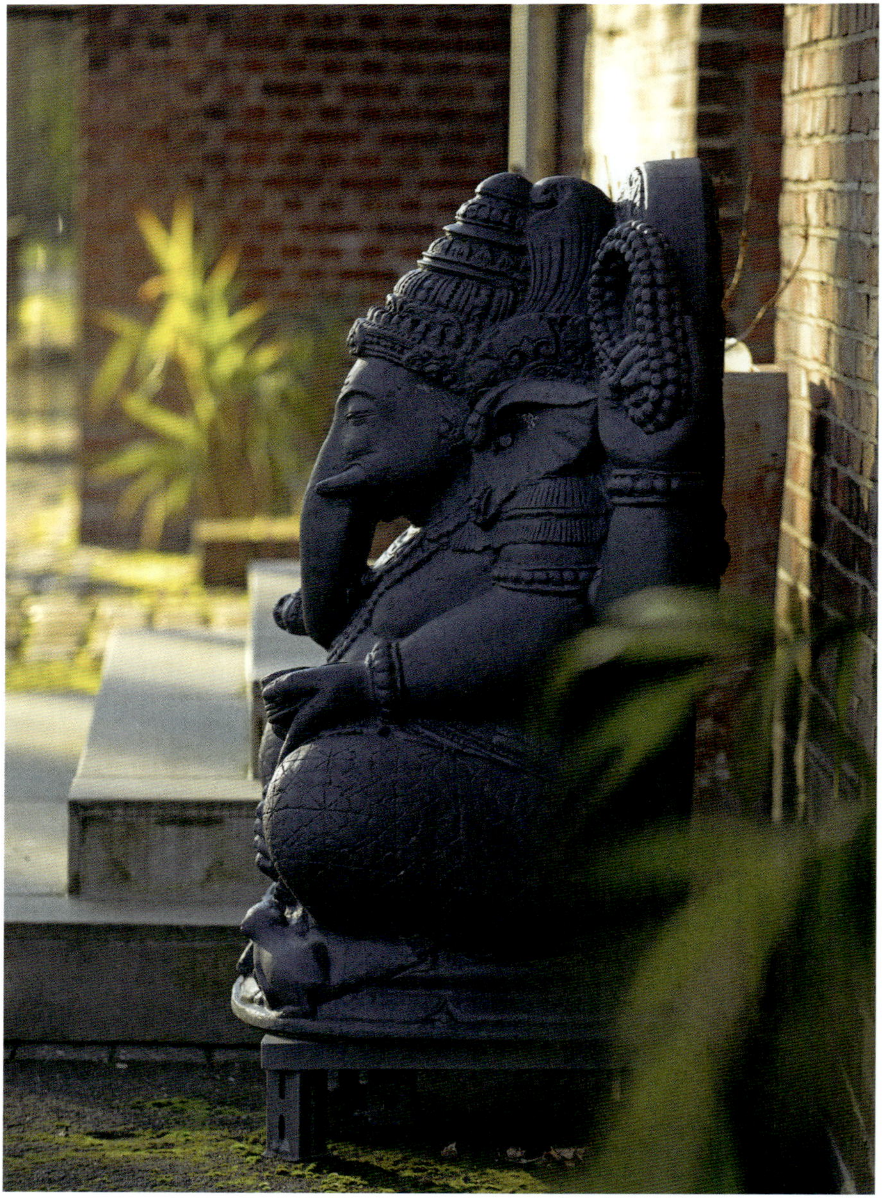

Vorwort
Schlaf ist Urmedizin

Aaaah … schlafen. Wunderbar! Wir lieben den Schlaf und fürchten doch die Nacht. So wünschen wir unseren Liebsten am Abend von Herzen eine »Gute Nacht« und fürchten doch, dass der Sohn zwei Stunden lang nicht einschlafen kann, dass das Baby drei Mal aufwacht und die Frau morgens um vier den ersten Kaffee kocht, weil Hitzewallungen sie um den Schlaf gebracht haben. Schon wieder.

Es ist nicht so einfach mit unserem Schlaf. Wir können ihn nicht erzwingen (wenn wir Schlaftabletten mal außen vor lassen). Aber wir können ihm schon am Morgen gute Bedingungen schaffen – und hoffen, dass er am Abend kommen und uns in seine schweren, beruhigenden Arme schließt. Darum geht es mir in diesem Buch: **Wie können wir tagsüber besser leben, damit wir nachts besser schlafen?**

Federbett statt Fußball – eine gute Idee?

Als ältester von drei Brüdern musste ich bis zu meinem zwölften Lebensjahr jeden Nachmittag einen Mittagsschlaf halten – wahrscheinlich war es einfacher, auch die Jüngeren in der Mittagszeit zumindest ein wenig runterzuregeln, wenn auch der Älteste Ruhe hielt. Bis heute weiß ich nicht, ob ich meinen Eltern für diese eiserne Regel dankbar sein soll, immerhin war ich ausgeschlafen. Oder ob ich es rückblickend eher unglücklich finde, weil meine Freunde, während ich dick eingemummelt unter meinem Federbett döste, draußen fröhlich Fußball spielten. **Schlafen ist eine einsame Angelegenheit, im Guten wie im Schlechten.**

Heute spannt sich meine persönliche Schlaf-Ambivalenz zwischen der schönen und tiefen Sehnsucht nach Ruhe und der Gewissheit, im schönsten und tiefsten Schlaf ein unfreiwilliges Schnarchkonzert zu geben. Und immer wieder das *nicht* zu tun, was im Schlaf selbstverständlich sein sollte: atmen. Wie so viele von Ihnen habe auch ich selbst nicht bemerkt, dass ich mir eine Schlafapnoe eingefangen hatte. Ich verdanke es meiner lieben Frau, dass ich diese Sache endlich ernst nehme. Sie nimmt meine nächtlichen Atemaussetzer schon lange ernst; es klingt tatsächlich markerschütternd, wenn der Bettgenosse plötzlich um Luft ringt. Ich selbst weiß ehrlich gesagt gar nicht, wie das klingt, ich schlafe ja. (Keine Sorge: Seit ich nachts eine Nasenmaske trage, geht's wieder – ich komme darauf zurück.)

Schlafprobleme beginnen am Tag

Schlafen ist der älteste, der natürlichste und faszinierendste Heilmechanismus des Lebens. Sollte jeder genießen, der sich etwas Gutes tun will! Und doch wälzen sich immer mehr Menschen nachts im Bett von links auf rechts und wieder auf links, stehen auf, schauen aus dem Fenster, lesen ein Stück, schauen ein bisschen Youtube, wälzen sich weiter, schlafen gefühlte dreieinhalb Minuten vor dem Weckerklingeln ein. Schlafprobleme sind kein Einzelschicksal, sie sind ein Massenphänomen, das immer größer wird: psychische und körperlich bedingte Schlafstörungen sind in den vergangenen zwei Dekaden immens gestiegen, heute leiden rund sechs Millionen Menschen in Deutschland unter Schlafstörungen – und das sind nur diejenigen, die die Krankenkassen zählen konnten. Niemand kennt die Zahl der Menschen, die nicht gut oder gar nicht schlafen, das aber ihrem Arzt nicht sagen und sich deshalb auch nicht krankschreiben lassen. Gehören Sie dazu? Ich auch. Und dass immer mehr Menschen dazugehören, passt in unsere Zeit.

Immer mehr Druck im Job, seelisch belastete Kinder, pflegebedürftige Eltern, zum Supermarkt muss man auch noch, und die Butter ist schon wieder teurer. Das Leben wird also stressiger, und der Heilschlaf, der uns helfen könnte, all das leichter zu ertragen, bleibt vor lauter Stress dann auch noch aus. Womit wir bei der Frage sind: **Warum eigentlich macht guter Schlaf alles leichter?**

Guter Schlaf macht gesund, schön und schlau

In der nächtlichen Ruhephase räumt der Körper sich selbst auf, er repariert Zellen, stellt den Stoffwechsel neu ein, lässt Gerümpel aus dem Gehirn abfließen und sortiert Gedanken und Eindrücke des Tages. Wer nicht gut genug und nicht lang genug schläft, spürt das Fehlen der nächtlichen Wartungsarbeiten: Aufmerksamkeitsstörungen, Konzentrationsstörungen, Lernstörungen, Vergesslichkeit. Das Risiko für kognitive Beeinträchtigungen oder Demenz erhöht sich im Schnitt um 40 Prozent.[1]

Man fühlt sich tagsüber schlapp statt voller Energie, weil Verdauung nicht rundläuft und damit auch nicht die Energieversorgung der Zellen. Um sich zu helfen, stopft man Schokolade in sich rein, kein Wunder, dass die Neigung für Übergewicht steigt. Schlafmangel kann auch Depressionen und chronische Schmerzen begünstigen. Gerät die innere Uhr aus dem Takt, ist das außerdem stressig fürs Immunsystem, schon werden wir anfällig für Infekte, sogar Krebs.

Kurz: Schlechter Schlaf belastet Körper und Seele sehr. Deshalb ist es so wichtig zu wissen: **Was macht guter Schlaf mit uns? Und wie kommen wir dahin?**

Die Kunst des Schlafes ist eine Lebenskunst

Das Thema ist mir als Arzt wichtig, der sich intensiv mit dem Körper und auch mit der Seele befasst hat, aber auch damit, wie Kulturen in aller Welt seit Jahrtausenden mit Gesundsein, Kranksein – und eben auch dem Schlaf – umgehen. Schlaf ist die älteste und ursprünglichste Heilmethode des Lebens. Ich bin überzeugt: Nichts brauchen wir dringender als den Tiefschlaf in der Nacht, denn Tiefschlaf ist Heilschlaf. Und: Wir können ihn wiederfinden, wenn wir ihn verloren haben – mit einem gesünderen Leben tagsüber.

Viel Freude mit diesem Buch – und: Schlafen Sie gut!
Ihr Prof. Dietrich Grönemeyer

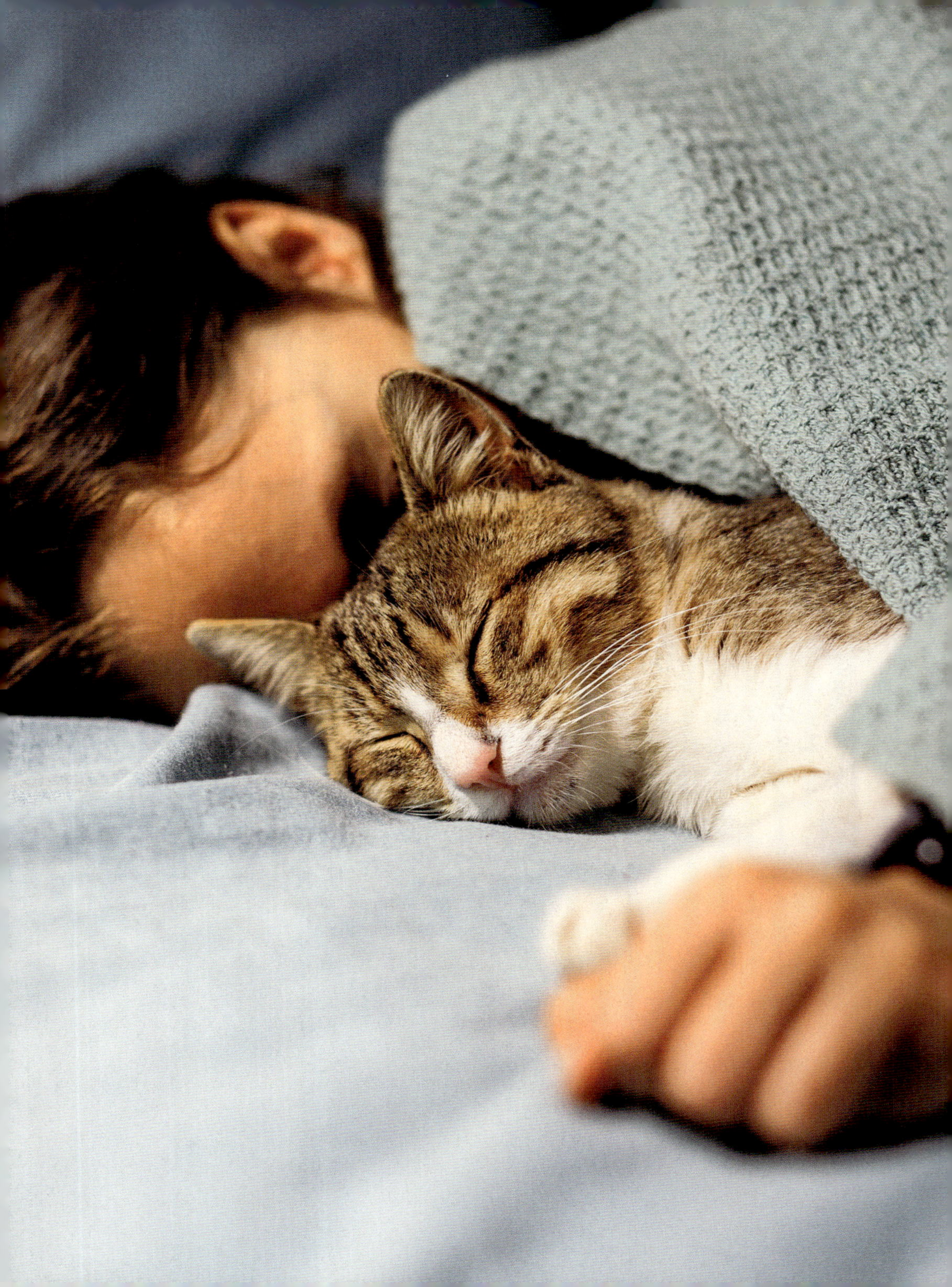

1

Schlafen, träumen, heilen

Warum wir schlafen müssen, aber manchmal nicht können

»Didilein, schlaf dich gesund!« Das sagte meine Mutter bei jedem Fieber, das ich als kleiner Junge nach Hause schleppte, also ziemlich oft. Ihre Worte klingen mir noch genau im Ohr, sie sind eine meiner frühesten Erinnerungen an sie. Natürlich war ich nicht einverstanden.

»Schlafen? Jetzt? Bei schönstem Sonnenschein?« Nein, nein und noch mal nein. Und doch spürte ich gleichzeitig die tiefe Sehnsucht, in mein Bett zu schlüpfen, mich so tief in mein weiches Kopfkissen zu kuscheln, bis ich bis über beide Ohren darin verschwand – das mache ich übrigens bis heute so –, tief unter »dat dicke Plümmo« zu tauchen und sofort einzuschlafen. Herrlich. Eigentlich.

Wenn ich nach Stunden erwachte, stand auf meinem Nachtschränkchen ein kühler Fruchtsaft, das Etikett mit einem pausbäckigen Mädchen kennen Sie sicherlich auch. Dazu Hühnersuppe, herrlich! Und am Abend ein Lied: »Weißt du, wie viel Sternlein stehen?«

Krank sein mochte ich nie. Doch das tiefe Gefühl, mit der Mutter auf der Bettkante sicher in tiefen Schlaf fallen zu dürfen, das liebte ich sehr. Der Schlaf, die Mutter, beide trugen mich, beide gaben mir tiefe Geborgenheit, beide blieben mir lange ein wenig geheimnisvoll. Als Arzt habe ich gelernt, zumindest den Schlaf besser zu verstehen, seine Rhythmen, Phasen und Unterbrechungen, seine Störungen und seine Heilkraft. Seit Tausenden von Jahren versuchen wir Menschen, diese Heilkraft zu begreifen. Wir lernen immer noch dazu – der Schlaf ist und bleibt faszinierend.

Was passiert eigentlich, wenn wir schlafen?

Eigentlich ist es verrückt: Schlaf macht uns immer wieder neu und sorgt gleichzeitig dafür, dass wir bleiben, wer wir sind. Was passiert da? Einfach gesagt: In der nächtlichen Ruhephase räumt der Körper sich selbst auf. Er bringt Zellen in Ordnung, wenn sie tagsüber Schaden genommen haben – durch UV-Strahlen, Feinstaub, Mückenstiche, Anstrengung, Infektionen –, er rückt Stoffwechsel und Immunsystem zurecht. Unser Gehirn ordnet Erfahrungen, sortiert Erinnerungen und entsorgt störende Stoffe.

Schlafen ist lebenswichtig. Schlafen ist wunderbar. Und für viele Menschen ist Schlafen ein Albtraum: Sie schlafen schlecht ein, wachen immer wieder auf oder haben das Gefühl, eigentlich gar nicht zu schlafen. Geht es Ihnen auch so? Dann verrate ich Ihnen jetzt drei Dinge: Sie sind nicht allein – sehr vielen Menschen geht es so. Und: Es gibt viel, das Sie tagsüber tun können, damit Sie in der Nacht wieder gut schlafen. Und: Etliche Schlafstörungen habe ich unfreiwillig schon selbst ausprobiert, ich kenne Schlaflabore besser, als mir lieb ist, und verkleide mich jeden Abend als Elefant – mit meiner Schlafmaske sehe ich jedenfalls so aus. Kurz: Ich fühle mit Ihnen, und wir kriegen das hin. Versprochen.

Schlaflosigkeit ist unsichtbar. Leider.

Anders als ein Gipsbein oder eine vernähte Beule sieht man Schlafstörungen nicht. Für Betroffene ist das schlimm: Sie schleppen sich zur Schule, zur Universität oder ins Büro, verlieren den Faden, kämpfen gegen zufallende Augen – und ernten dafür maues Feedback in Job und Schule, außerdem Ellbogenstöße, wenn sie wieder im Kino schnarchen.

»Reiß dich doch mal zusammen!«, heißt es dann. Gemeint ist: »Du hast dein Leben nicht im Griff.« Ein moralisches Urteil, das macht Schlafstörungen so belastend. Man will ja pünktlich kommen, sich anstrengen, Leistung zeigen. Doch es fehlt die Energie, und wie viel da fehlt, sieht man von außen nicht.

Oft fräsen sich Schlafprobleme über Wochen, Monate oder Jahre fest. Sie zermürben die Seele und begünstigen im Körper sogar eine chronische Entzündung, die auf Dauer zu Diabetes, Herz-Kreislauf-Problemen oder zu Demenz führen kann.

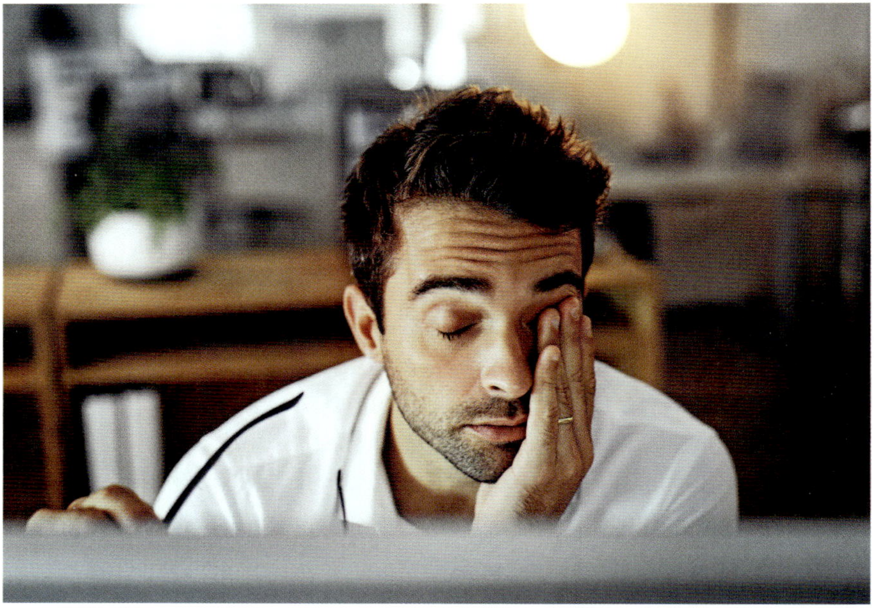

Zu müde, um zu schlafen?

Von Schlaflosigkeit geplagte Menschen stecken oft fest in einem Teufelskreis: Morgens werden sie nur mit Hängen und Würgen wach, nachmittags retten sie hundemüde eine Mütze Schlaf, schieben später mit Ach und Krach eine Nachtschicht ein, um versäumte Arbeit nachzuholen, und dösen vor Netflix ein, um sich später im Bett wieder hellwach herumzuwälzen bis zum frühen Morgen.

Viele scheuen sich, über ihre Schlafstörungen zu sprechen. Aus Scham? Weil Schlafstörungen klingen wie ein persönliches Leistungsversagen? Individuell mag das Problem sein, selten ist es nicht. Tatsächlich steckt ein großer Teil der Menschen hierzulande in der Schlafkrise:

- **Sechs Millionen Menschen leiden in Deutschland unter Schlafstörungen** (Barmer).[2]
- **Psychisch bedingte Schlafstörungen** haben von 2014 bis 2024 um rund 73,5 Prozent zugenommen (KKH).[3]
- 43 Prozent der Menschen sind bei der Arbeit müde und 31 Prozent erschöpft (AOK).[4]

Dass dahinter der viele Stress in der Familie, in Ausbildung und Beruf steht, und das alles vor dem Hintergrund einer krisengeschüttelten Welt im Großen und im Kleinen und viel zu langen Daddelzeiten am Smartphone, das wissen Sie längst. Weniger bekannt ist, was dabei aber im Körper passiert und wie daraus eine Abwärtsspirale aus Stress, Erschöpfung und Schlaflosigkeit entsteht. Hier lohnt es sich, genauer hinzuschauen. Denn: **Hier sitzt Ihr Hebel, mit dem Sie die Abwärtsspirale stoppen können, um endlich wieder gut zu schlafen.** Wie kommt es eigentlich zu dieser Abwärtsspirale?

- **Wer übermüdet ist, hat oft zu viele Wachsignale im Körper:** Die Stresshormone Cortisol und Adrenalin sind hochgefahren, der Körper arbeitet seit Stunden, Tagen oder Wochen gegen Erschöpfung an. Das Angstzentrum im Gehirn steht auf Daueralarm: durchhalten, funktionieren, weitermachen, bloß nicht abschalten! Dieser Zustand blockiert, dass am Abend das Wachhormon Cortisol runterfährt und die Kontrolle an das Schlafhormon Melatonin übergibt, und das verhindert das Einschlafen. Der Körper hängt im Stressmodus fest – und nicht wenige Menschen verschlimmbessern diesen Zustand mit zu viel Kaffee tagsüber (der natürliche Müdigkeitssignale blockiert) und zu viel Rotwein am Abend (der den Schlafverlauf stört).

- **Dazu kommt ein gestörter Schlafdruck.** Normalerweise baut sich Schlafdruck tagsüber gleichmäßig auf. Wenn wir ihn mit einem zu langen Nickerchen, mit Couch-Dösen oder Sekundenschlaf vor dem Bildschirm abfangen, stehlen wir dem Körper den klaren Impuls für die Nacht. Wir sind dann am Abend zwar hundemüde, aber der Hormonschalter springt nicht von Wachsein auf Schlafenwollen.

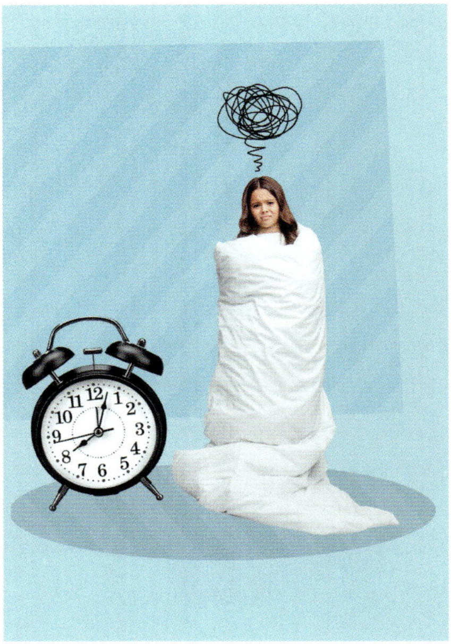

Ist das schon eine behandlungsbedürftige Schlafstörung? Darüber macht sich die Weltgesundheitsorganisation WHO seit Jahrzehnten Gedanken. 2022 wurde der neueste Diagnosekatalog beschlossen, genannt ICD-11. Warum Deutschland diesen aktualisierten Stand bis heute nicht übersetzt hat und nicht verwendet, gehört zu den Besonderheiten des deutschen Gesundheitssystems, die sich mir nicht erschließen. Hier für Ihren Überblick der aktuelle Stand:

Schlafen Sie immer schlecht oder nur manchmal?

Früher sprach man von »primärer Insomnie«, wenn jemand dauerhaft schlecht ein- oder durchschlief oder früh aufwachte, ohne dass man körperliche oder psychische Krankheiten als Ursache finden konnte. Diese Form galt also als »reine« Schlafstörung. Seit 2022 schaut die WHO nicht mehr darauf, ob eine Schlafstörung »primär« oder ob sie die Folge einer anderen Krankheit ist. Sie orientiert sich daran, **ob eine Schlafstörung für den Betroffenen so gravierend ist, dass sie als eigenständige Krankheit behandelt werden muss.** Unter der Kategorie »Sleep-Wake-Disorders« (ICD-11/07) unterscheidet die WHO heute drei verschiedene Arten von Insomnie.

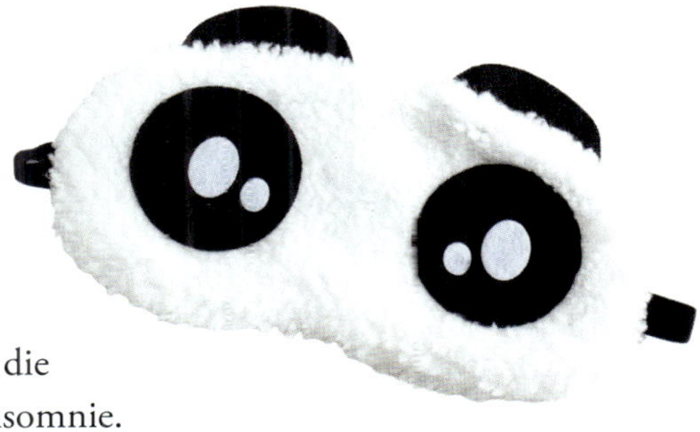

- Mit **chronischer Insomnie** sind anhaltende Schlafprobleme gemeint, bei denen Betroffene immer wieder Schwierigkeiten haben einzuschlafen, durchzuschlafen oder erholsam zu schlafen – und das mehrmals pro Woche über mindestens drei Monate. Wichtig ist: Nur wer tagsüber wirklich darunter leidet, also etwa im Alltag oder im Wohlbefinden beeinträchtigt ist, erfüllt die Kriterien einer Insomnie. Wer in der Nacht schlecht schläft, am Tag aber fit und munter ist, gilt nicht als schlafgestört.[5]
- **Kurzzeitige Insomnien** sind vorübergehende Schlafstörungen, die kürzer als drei Monate andauern. Sie tauchen oft bei Stress im Job, in der Familie oder bei krankheitsbedingtem Stress auf und verschwinden nach der Stressphase meist von selbst.[6]
- **Unspezifische Insomnien** definiert die WHO nicht näher, hierunter fallen Schlafstörungen, die in keine Schublade passen.
- Während Insomnie zu wenig oder schlechten Schlaf meint, geht es bei **Hypersomnie**-Störungen um das Gegenteil: Betroffene sind tagsüber ungewöhnlich schläfrig, obwohl sie nachts ausreichend oder sogar überdurchschnittlich viel schlafen.[7]
- Bei **schlafbezogenen Atmungsstörungen** gerät während des Schlafs der Atemrhythmus aus dem Gleichgewicht: Die Atmung wird unregelmäßig, zu flach, zu langsam oder setzt zeitweise ganz aus – genannt Schlafapnoe.[8]
- Bei **zirkadianen Schlaf-Wach-Rhythmus-Störungen** gerät die innere Uhr des Körpers aus dem Takt. Dann passt der Schlaf-Wach-Rhythmus nicht

mehr zu den äußeren Gegebenheiten – etwa zu Tageslicht, Arbeitszeiten oder sozialen Verpflichtungen.[9]

- Mit **schlafbezogenen Bewegungsstörungen** sind unwillkürliche Zuckungen oder rhythmische Bewegungen gemeint, die den Schlaf oder das Einschlafen stören. Eine besondere Form ist das Restless-Legs-Syndrom (RLS): Betroffene verspüren abends oder in Ruhe einen starken Drang, mit den Beinen zu strampeln, oft begleitet von unangenehmen Gefühlen.[10]
- **Parasomnien** sind ungewöhnliche Verhaltensweisen, etwa Schlafwandeln, Sprechen im Schlaf, Albträume, plötzliche Bewegungen oder emotionale Reaktionen während des Nachtschlafs oder beim Aufwachen.[11]

Die ICD-11 beschreibt präzise, wie sich Schlafstörungen zeigen. Warum sie überhaupt entstehen, ist eine andere Frage – und eine, auf die es immer wieder neue Antworten gibt.

Depression weg – Schlafstörung weg?

Eine aktuelle Gen-Studie der Universität Amsterdam mit über 1,3 Millionen Teilnehmenden zeigt, dass Schlaflosigkeit mehr ist als die Folge von Stress oder die Begleiterscheinung anderer Krankheiten. **Insomnie kann genetische Ursachen haben.** Das Forscherteam identifizierte bei Menschen mit Schlafstörungen mehr als 200 genetische Auffälligkeiten auf fast 1000 Genen. Was man bis dahin nicht wusste: Diese genetischen Muster zeigten Überschneidungen mit genau den Genvarianten, die auch mit Depressionen, Ängsten und Labilität verbunden sind.[12]

Auch die Stressanfälligkeit des eigenen Schlafes ist offenbar zum großen Teil angeboren. In der Medizin spricht man von **Schlafreaktivität**. Sie ist ein wichtiger Marker – denn wer auf Stress mit schlechtem Schlaf reagiert, entwickelt leichter chronische Schlafstörungen und Depressionen. Neuere Studien zeigen, dass Frauen häufiger von hoher Schlafreaktivität betroffen sind, außerdem Menschen mit familiärer Neigung zu Schlafproblemen.[13]

Insomnie ist also – genetisch gesehen – Teil eines größeren Pakets an Mental-Health-Problemen. Das könnte erklären, warum Therapien, die auf Depressionen, Ängsten und emotionale Instabilität zielen – wie kognitive Verhaltenstherapie oder Achtsamkeitstraining, auch Antidepressiva – häufig auch den Schlaf verbessern.

TIPP

Wer seine eigene Schlafempfindlichkeit kennt, kann rechtzeitig gegensteuern – und so verhindern, dass chronische Schlafprobleme oder Depressionen entstehen.

Wenn sich Entzündungen stapeln

Wenn Schlaf und Psyche so eng miteinander verknüpft sind, liegt die nächste Frage auf der Hand: **Was passiert eigentlich im Körper, wenn wir schlafen – oder eben nicht?**

Im Schlaf reagiert der Körper auf die immunologischen Herausforderungen des Tages: kleine Verletzungen, Splitter, Insektenstiche, vielleicht sind irgendwo Bakterien, Viren oder Parasiten eingedrungen, die dringend zerlegt und rausgeschafft werden müssen.

Unsere Immunzellen kümmern sich nachts also um das, was am *vorigen Tag passiert ist*. Und – das wird oft übersehen – sie bereiten sich nachts auch auf das vor, was am *nächsten Tag passieren könnte*. Deshalb ist es doppelt ungesund, wenn wir in der Nacht nicht gut oder gar nicht schlafen: Entzündungen, die normalerweise nachts bearbeitet werden, sind am nächsten Tag immer noch aktiv, und was am nächsten Tag dazukommt, kann auch nicht mehr rechtzeitig bearbeitet werden.

Im Körper summieren sich proinflammatorische Zytokine – also körpereigene Entzündungsstoffe –, und das sorgt auf Dauer für ein Grundrauschen aus innerer Unruhe, kombiniert mit bleierner Müdigkeit und einem überanstrengten Immunsystem, das nicht einmal mehr gegen den Schwung Schnupfenviren ankommt, der in hiesigen U-Bahnen ganzjährig mitfährt.[14] Alles nicht so schön.

Deshalb möchte ich hier gar nicht so viel über die Gefahren der Schlafstörungen schreiben, sondern Ihnen viel lieber Lust auf gutes Schlafen machen. Also: **Sobald Sie gut schlafen, repariert sich Ihr Körper über Nacht selbst und baut Ihnen eine Schutzmauer für den nächsten Tag.** Das Beste merkt man erst am Morgen: dieses Gefühl, wenn alles leicht ist, klar und frisch. Ich liebe dieses Gefühl der Power.

Ausgeschlafen – ein super Gefühl

Wann haben Sie sich das letzte Mal so richtig ausgeschlafen gefühlt? Bei mir ist es im letzten Urlaub passiert, in der Bretagne. Die Luft war frisch und kühl, das Meer bei Flut ganz nah, der Sand fluffig und goldgelb, das Rauschen der Wellen beruhigend. Meiner Seele und meinem Körper hat das gutgetan, beide haben den Stressregler spontan fast auf null gestellt. Schon schlummerte ich friedlich zehn Stunden am Stück. Und dann:

- **Tschüss, Infekte:** Das Immunsystem fährt in der Nacht eine Art Wartungsprogramm. Abwehrzellen vermehren sich und rücken aus gegen Entzündungen, Viren und bakterielle Infekte. Wenn es um kleinere Wehwehchen wie Schnupfen geht, kann man sich tatsächlich in wenigen Nächten »gesundschlafen«.
- **Tschüss, Heißhunger:** Nachts steigt der Stoffwechsel aus der Zucker-Achterbahn aus – aber nur, wenn wir wirklich schlafen. Deshalb starten wir nach einer guten Nacht mit weniger Hunger in den Tag und können unsere Zellen gut mit Energie versorgen, auch ohne Schokocroissant.

- **Tschüss, Schmerzen:** In der Nacht sinkt das Schmerzempfinden. Der Körper schüttet körpereigene Schmerzhemmer aus. Wachstumshormone erreichen nachts ihre Hochphase. Sie reparieren Gewebe, stabilisieren Knochen, unterstützen Muskeln und wirken bis ins Gehirn hinein.
- **Tschüss, Falten:** Die Haut erneuert ihre Schutzschicht, speichert Feuchtigkeit und wirkt nach einer guten Nacht ganz von allein frischer und jünger.
- **Hallo, gute Laune:** Wenn wir gut schlafen, wachen wir am nächsten Morgen mit neuen Ideen auf statt mit neuen Sorgen. Wir bleiben viel leichter gelassen, wenn mal wieder nichts so ist, wie es sein soll. Wir können uns besser und länger konzentrieren. Und Menschen, die zu Zwangsgedanken, Depressionen oder Burn-out neigen, können sich besser wehren, wenn ihr Gehirn schwarze Wolken oder vor lauter Angst Scheinriesen produziert.
- **Hallo, Energie!** Nach einer guten Nacht geben sich Schlaf- und Wachhormone am frühen Morgen sauber die Staffel in die Hand: Das Schlafhormon Melatonin sinkt, das Wachhormon Cortisol steigt an. Unsere Hormone für Neugier, Tatendrang – Dopamin und Noradrenalin – laufen hoch, der Stoffwechsel schaltet von Regeneration auf Power. Herrlich!

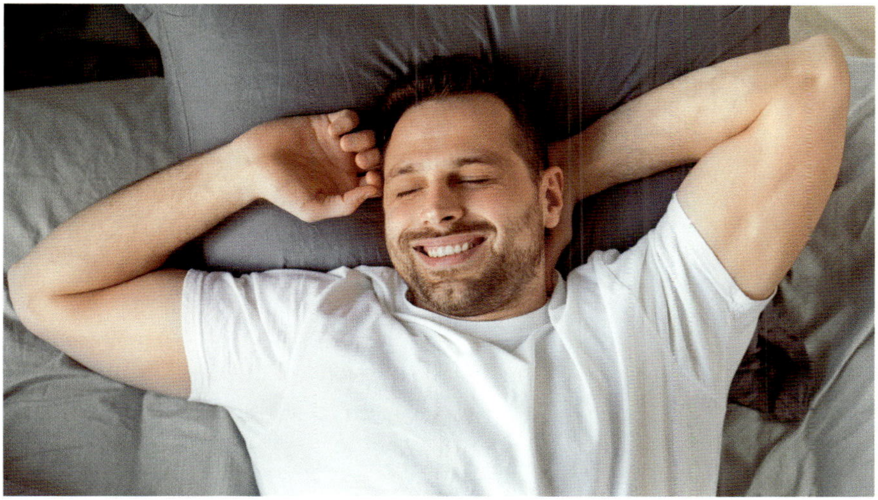

Schlaf ist Weltmedizin

Wenn ich schlafende Menschen sehe, vor allem geliebte Menschen, berührt mich das sehr tief. Meine geliebte Frau friedlich schlafen zu sehen oder meine Kinder und Enkelkinder, wie sie hingekuschelt liegen, im Bett, im Schaukelstuhl, oder wo sie eben einschlafen – das war und ist so wunderbar, so zauberhaft, mein Herz quillt über vor Glück. Und während ich versuche, mich ohne einen Mucks zu bewegen, am besten nicht einmal zu atmen, um sie nur ja nicht zu wecken, werde ich innerlich so ruhig, so gelassen, so voller Dankbarkeit und Staunen für die Unendlichkeit der Existenz.

Der Schlaf ist älter als wir Menschen

Wenn Menschen schlafen, laufen hochkomplexe Vorgänge im Körper ab und im Gehirn. Klar, Menschen sind eben hochkomplex, da müssen im Schlaf komplexe Dinge passieren, typisch Mensch eben – könnte man meinen. Doch kürzlich haben Wissenschaftler herausgefunden, dass auch Lebewesen schlafen müssen, die nicht einmal ein Gehirn haben, wie etwa *Cassiopea andromeda* – das ist eine auf dem Kopf stehende Qualle aus Florida. Sie hält sogar Mittagsschlaf! In ihren Ruhephasen reparieren sich ihre Nervenbahnen. »Neuronen sind sehr wertvoll«, erklärt Neurowissenschaftler Lior Appelbaum. **»Neuronen teilen sich nicht, also muss man sie intakt halten.«** Konkret: immer wieder reparieren.

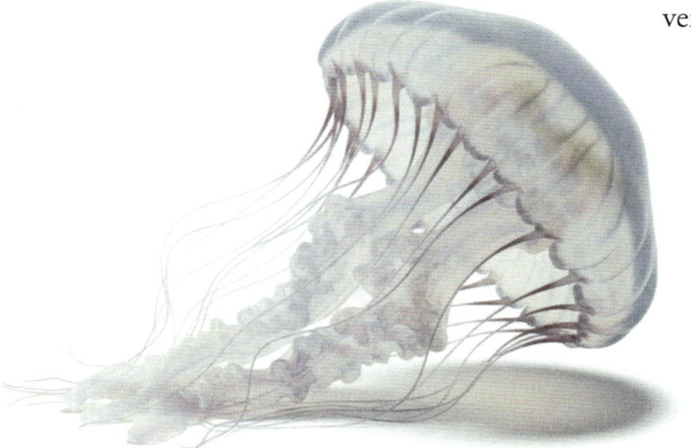

Diese Reparatur funktioniert nur, wenn Quallen, genau wie Tiere und Menschen, während der Reparatur nicht herumzappeln – und das ist der Grund dafür, dass wir alle regelmäßig schlafen. Schlafen müssen![15] Der Schlaf ist also älter als wir Menschen, wahrscheinlich ist er viele Hunderte Millionen Jahre alt – er ist so alt wie die ersten Lebewesen, in denen Nervenzellen funkten. **Ohne Schlaf kein Leben. Und jedes Leben wacht und schläft auf seine Weise.**

Andere Länder, andere Schlafkulturen

Schlaf hat etwas Unverfügbares, etwas Überirdisches, sogar etwas Heiliges an sich – Menschen in vielen Kulturen der Erde haben das seit Hundertausenden Jahren so empfunden und empfinden es so bis heute. Das hat mich immer fasziniert. Im Laufe meines langen Medizinerlebens habe ich viele Länder bereist, habe Schamaninnen und Barfußärzte, Schulmedizinerinnen und Heiler begleitet, habe gefragt, zugehört und beobachtet.

Überall bin ich anderen Ritualen begegnet, anderen Erklärungen. Viele waren spannend, manche aus unserer westlichen Sicht unverständlich. In einem Punkt aber herrschte Einigkeit. **Schlaf gilt auf der ganzen Welt als eine der stärksten Heilkräfte überhaupt.**

Ayurveda stammt aus Indien und gilt als eines der ältesten ganzheitlichen Gesundheitssysteme der Welt. Das Wort stammt aus dem Sanskrit, der altindischen Gelehrtensprache: Ayus bedeutet *Leben*, *Lebenskraft* oder auch *Lebensspanne*, und Veda heißt *Wissen* oder *Lehre*. Ayurveda ist also die Lehre vom guten Leben. Dabei gilt der Schlaf als eine der Säulen der Gesundheit – neben Ernährung, Bewegung und Lebensführung. Nachts soll das Nervensystem zur Ruhe kommen, damit sich Körpergewebe regenerieren und Geist stabilisieren können. Wer schlecht schläft, verliert nach ayurvedischem Verständnis Ojas: Widerstandskraft, innere Stabilität, Lebenskraft. Deshalb gönnen sich Menschen in Indien nach Möglichkeit auch tagsüber kleine Auszeiten.

Die **Traditionelle Chinesische Medizin** – kurz: TCM – beschreibt Schlaf als nächtliche Rückkehr des Geistes in den Körper. Blut und Energie ziehen sich nach innen zurück, Leber und Herz übernehmen die nächtliche Regenerationsarbeit – nach chinesischer Vorstellung arbeiten die Organe nacheinander in verschiedenen Schlafphasen. Schlafstörungen zeigen aus TCM-Sicht Ungleichgewichte an: zu viel Hitze zum Beispiel oder blockierte Zirkulation. Um ihre Energie zurück in die richtigen Bahnen zu lenken, legen viele Menschen in China mittags sehr pragmatische Schlafpausen ein: mit dem Kopf auf der Schreibtischplatte, eingerollt unter dem Schreibtisch; ich konnte es selbst kaum glauben, aber es stimmt: auch in den ausgestellten Sofas und Betten bei IKEA.[16]

In **Japan** gilt *Inemuri* – tagsüber Dösen auf der Parkbank, im Zug, sogar in der Konferenz – nicht als Faulpelzerei, sondern als Zeichen von Engagement. Schon die Samurai sollen diesen »Anwesenheitsschlaf« gepflegt haben: als Palastwachen schlummerten sie mit dem Schwert in der Hand und verstanden das als besondere Form der Wachsamkeit. Schlafen als Heldentat! Und noch etwas ist anders: Schlaf wird hier nicht als »Block« verstanden, sondern als über Tag und Nacht verteilte Fragmente. Studien zeigen, dass Japanerinnen und Japaner im Durchschnitt kürzer und zum Teil auch schlechter schlafen als Menschen in Kanada oder Europa, dies aber subjektiv als weniger problematisch empfinden.[17] Das Gefühl, »gut geschlafen« zu haben, hat also nicht nur etwas mit dem tatsächlichen Schlafverlauf zu tun, sondern mit der Kultur, in der wir schlafen – denn diese bestimmt, wie wir unseren Schlaf einschätzen.

In vielen Regionen des **Nahen Ostens und Nordafrikas**, etwa in **Ägypten oder Oman**, ist dagegen **biphasischer Schlaf** (Nachtschlaf plus ein kurzer Schlaf am Vormittag oder am Nachmittag) **oder polyphasischer Schlaf** (drei Schlafepisoden innerhalb von 24 Stunden) weitverbreitet. Studien zeigen, dass diese Flexibilität hilft, insgesamt ausreichend Schlaf zu bekommen – auch bei Hitze, sozialem Leben bis spät in die Nacht und wechselnden Tagesrhythmen.[18]

Bei den Hadza – einem traditionellen Jäger- und Sammlervolk in **Tansania** – schlafen manche Mitglieder früh und tief, andere spät und fragmentiert. Einige werden nach kurzer Zeit wieder wach, stehen auf, verlassen das Lager, kommen später zurück. Im Laufe der Nacht ist immer etwa ein Drittel der Gruppe im Halbschlaf oder wach. Vermutlich, damit alle sicher sind, vielleicht auch, damit das Feuer nicht erlischt.[19] Schlaf ist hier ein kollektives Sicherheitsprojekt, das ganz ähnlich auch in anderen indigenen Gemeinschaften zu beobachten ist – etwa bei den Warlpiri in Australien.[20]

Schlaf kann in der Nacht immer wieder unterbrochen oder über den ganzen Tag verteilt sein, er kann gemeinsam im Haus, allein draußen auf der Bank oder im Möbelhaus stattfinden – wie es eben passt – und kann gerade deshalb erholsam sein. Kurz: **Schlafen Sie doch, wie Sie wollen!**

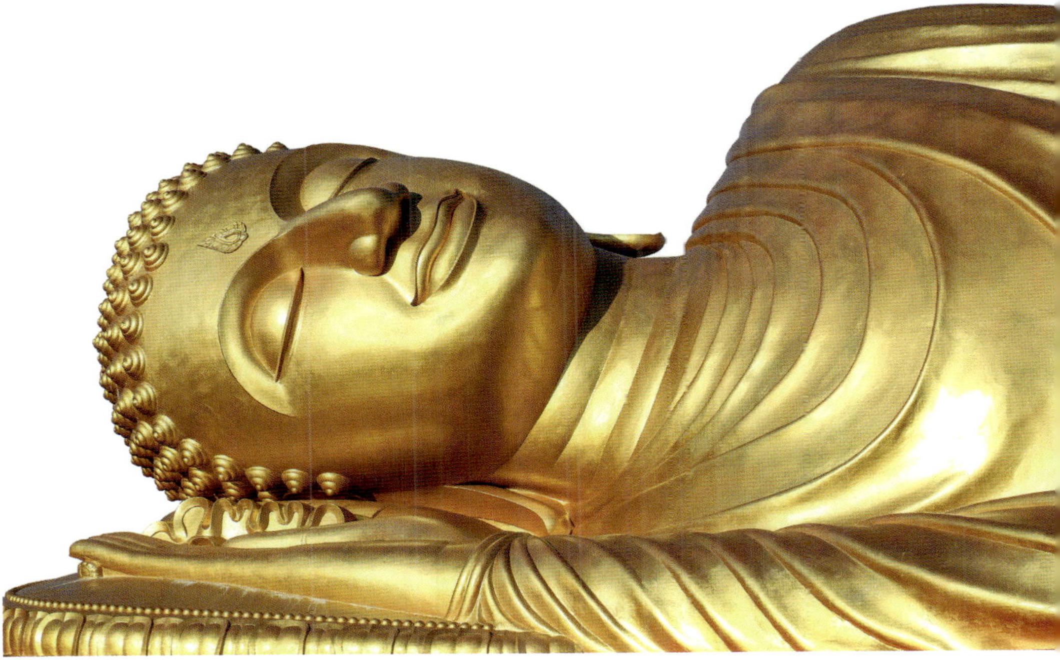

Erster Schlaf, zweiter Schlaf und dazwischen herrliche Ruhe

Wenn wir heute um drei Uhr nachts wach liegen, ärgern wir uns, wir grübeln, wir googeln »Schlafstörung«. **Im Mittelalter** wäre man rüber zum Nachbarn gegangen, um eine Runde zu plaudern, man hätte kleine Arbeiten erledigt. Vielleicht hätte man auch Dämonen vertrieben mit Zauber und Gebet oder Sex gehabt. Jedenfalls **wäre man gegen vier oder fünf noch mal Schlafen gegangen. Wie jede Nacht**.

Damals schliefen die meisten Menschen in zwei Etappen. Man ging früh zu Bett, hatte einen »ersten Schlaf«, war für ein bis zwei Stunden wach und legte sich anschließend hin zum »zweiten Schlaf«. Mit der Erfindung künstlicher Nachttischlampen im 17., der Fabrikbeleuchtung im 19. und von Netflix im 21. Jahrhundert ist dieses Muster verschwunden; der Benediktinerorden bewahrt es jedoch bis heute als Regel: Die Mönche stehen in der Nacht auf, beten gemeinsam und legen sich wieder hin.

TIPP

Probieren Sie, am Abend eine Stunde später ins Bett zu gehen. Dies könnte den Schlafdruck erhöhen und dazu führen, dass Sie bei Nacht so müde sind, dass Sie nach dem – wie gesagt: sehr normalen – nächtlichen Erwachen direkt wieder einschlafen.

Zu wissen, dass der **zweigeteilte Nachtschlaf aus heutiger schlafmedizinischer Sicht historisch gut belegt und biologisch plausibel** ist, empfinden viele Menschen als entlastend. Den meisten macht das nächtliche Aufwachen trotzdem keine Freude.

Was die alten Griechen noch über Heilschlaf wussten

Tief im Süden Griechenlands, auf der Halbinsel Peloponnes, sind bis heute antike Stätten zu sehen: Olympia, Mykene und Epidaurus. Hier, mitten in den Ruinen des Asklepieions, fielen vor 3000 Jahren kranke Menschen in heiligen Schlaf, aus dem sie am Morgen gesund erwachten. **Gott Asklepios sei Dank!** Ob Asklepios vor seiner Aufnahme in den Götterhimmel eine historisch reale Arztfigur war, ist nicht belegt. Jedenfalls gilt er in der Mythologie als Sohn Apollons, in der antiken Tradition als direkter Vorfahre des berühmten Arztes Hippokrates, und er wurde über 1.000 Jahre lang in Kultstätten verehrt. Aus heutiger Sicht: psychosomatische Kliniken.

Heilschlaf in Asklepios' Tempel

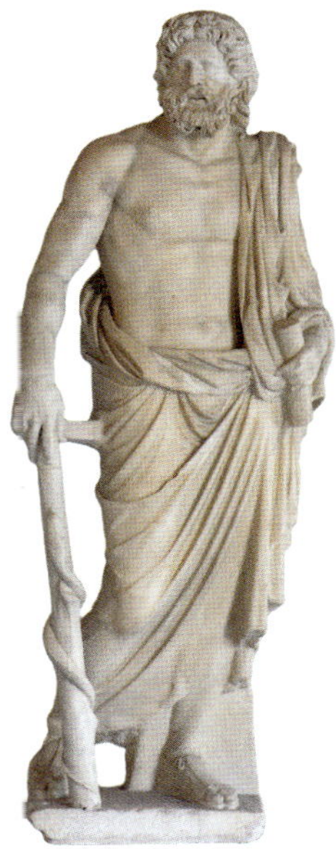

Asklepios gilt als einer der ersten, der den heilenden Effekt des Schlafens erkannte, der ein ganzes Programm entwickelte, um ihn zu optimieren und zu institutionalisieren. Heute würde man von einem gut durchorganisierten Therapiezentrum sprechen – die steinernen »Mikrofonanlagen« des Asklepieions, durch die vermeintlich die »Stimme Gottes« direkt zu den Kranken sprach, lassen auf einen gewissen Pragmatismus der Verantwortlichen schließen. Gleichwohl galt im antiken Griechenland die Medizin als Teil der Religion – **wir müssen uns die ersten Ärzte also als Priester vorstellen**. Und so begegneten sie auch den Menschen, die bei ihnen Hilfe suchten: Sie behandelten eben nicht nur den »schlimmen Rücken«, sondern auch spirituelle und emotionale Nöte.

Soweit sich die Geschichte aus Inschriften und überlieferten Texten rekonstruieren lässt, lief die Therapie so ab: Zuerst stiegen Patientinnen und Patienten in ein Reinigungsbad. Dann folgten Opfer und religiöse Prüfungen. Am Abend dann der Höhepunkt: Sie traten ein in das stille und dunkle Heiligtum, legten sich auf Matten und hofften darauf, dass Gott Asklepios ihnen im Traum erscheinen würde, um den Weg zur Heilung zu erklären, oder gleich an Ort und Stelle die Heilbehandlung durchführte. Am nächsten Morgen hörten sich die Priester die Träume an, interpretierten sie – und leiteten daraus therapeutische Schritte ab. Gespräche, Kräuter, Bewegung, Bäder[21] **- so anders als heute war Medizin in ihren Anfängen offenbar nicht**.

Ein doppelter »Doktor-Effekt«

Wir wissen heute, dass allein schon die Vertrauensbasis zwischen Patient und Arzt zur Heilung beiträgt, weil **Erwartungen und Emotionen über Hirn, Hormon und Immunsystem physiologische Prozesse beeinflussen** – genannt

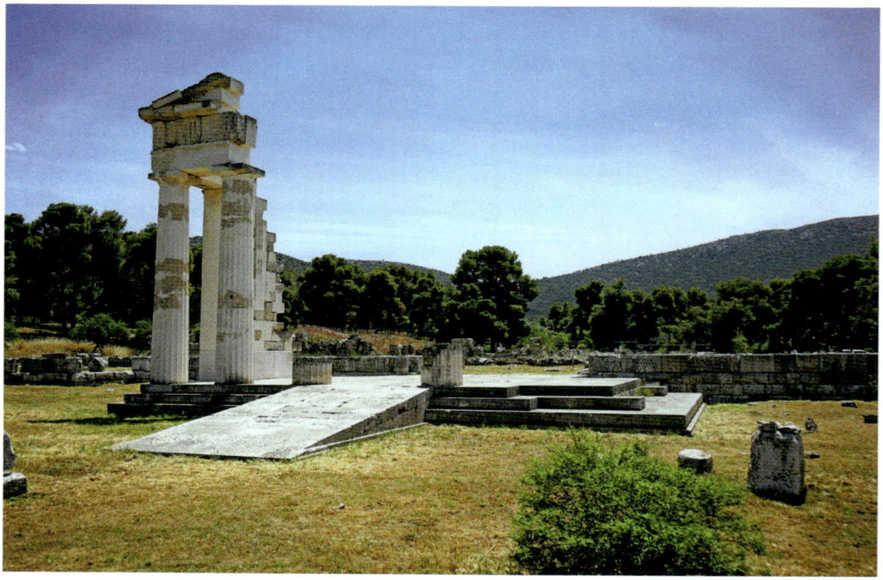

»Doktor-Effekt«.[22] Menschen im antiken Griechenland haben möglicherweise doppelt von diesem Effekt profitiert: Erstens wirkte das intensive Gespräch mit den Heilern heilsam. Zweitens glaubten die Kranken fest, dass die persönliche Ansprache durch ihren Medizingott Asklepios während des Schlafes zur Heilung führen würde. Und Glaube versetzt bekanntlich Berge.

Was damals wirkte, war allerdings mehr als nur Glaube: Vermutlich betraten die Heiler den Avaton in der Nacht, um medizinische Behandlungen durchzuführen, während die Patienten schliefen. Zumindest lassen die chirurgischen Instrumente, die man in Epidaurus und anderen großen Heiligtümern des Asklepios gefunden hat, dies vermuten. Und neuere Forschungen bestätigen, dass schon die frühesten Heilstätten keineswegs nur Orte eines antiken Aberglaubens waren. Die frühen Heiler kombinierten spirituelle Rituale mit körperlichen Anwendungen und offenbar auch Eingriffen, wo notwendig. **Psychophysische Hygiene, Chirurgie plus Heilschlaf – das waren die Heilmittel der Antike. Sie wirken noch heute.**

Vom Tempel zum Boxspringbett

Ich denke oft, wir könnten uns von den »alten Griechen« heute wieder etwas abschauen: Vor allem die Ideen, dass

- der Mensch nicht repariert, sondern sich verbunden und verstanden fühlen will, dass
- Medizin mehr ist als »Katheter reinschieben« und »Pillen verschreiben« und dass
- Schlaf zu einer ganzheitlichen Therapie gehört.

Fakt ist: Medizinische Interventionen heben das Ego der »Halbgötter in Weiß«, Schlaf stärkt die Selbstheilungskräfte des Körpers. Vor diesem Hintergrund verstehe ich heute, warum es vor dreißig Jahren so schwierig war, die Ideen von

Asklepios in unser Medizinsystem zu integrieren. Damals wollte ich Menschen im Rahmen von Check-up-Untersuchungen die Möglichkeit geben, sich in einem Schlafzentrum zu entspannen. Denn im Tiefschlaf stärkt sich das Immunsystem, die Bandscheiben füllen sich wieder mit Wasser, und ein natürlicher »Spülgang« läuft im Gehirn durch. All das trägt dazu bei, dass wir wieder zu Klarheit und Kraft finden. Doch an der Universität sagte man mir: »In einem Forschungszentrum haben Betten nichts verloren.« Um ein Ausweich-Refugium für meine Idee zu finden, habe ich bei Hotels angefragt. Doch damals fand man den Gedanken, dass Menschen zur Regeneration individuell passende Matratzen, Kopfkissen und Bettwäsche brauchen, noch seltsam.

Heute ist das anders: Sie finden in zahlreichen Hotels eine »**Kissenbar**« oder ein »Kissenmenü«, aus dem Sie wählen können. Zudem gibt es zahlreiche Hersteller von »**Schlafsystemen**«,[23] die Matratzen aus verschiedenen Schichten individuell für Sie zusammenstellen. Diese bestehen aus Naturmaterialien wie Latex, Memory-Schaum, speziellen Stretch-Schichten, Kokosfasern, Lagen mit Aloe-Vera- oder gefüllt mit Heilpflanzen. Bei unseren heißen Sommernächten immer wichtiger werden auch Materialien mit Kühleffekt.

Ich schaue also verwundert auf das so lange anhaltende Unverständnis der modernen Medizin zurück – und freue mich, **dass heute jede und jeder von Ihnen die Möglichkeit hat, ein Bett zu finden, das genau zu den eigenen Bedürfnissen passt**. Damit Sie sich in der Nacht möglichst gut erholen – und Körper und Geist zurück in die Balance bringen können.

Schlaf ist ein Notausgang

Ich bin mal zu einem Formel-1-Rennen auf dem Nürburgring eingeladen worden, der Ausnahmeathlet Michael Schuhmacher war mit am Start, alle waren aufgeregt, außer mir. Ich interessierte mich eher wenig für Rennautos und hatte keinen Überblick: Wer fuhr überhaupt auf welcher Position? Ich saß nur da, es roch nach Reifen und Benzin, und immer wieder donnerte plötzlich ein Auto durch: Zeeeennng! Erkennen, wer vorne lag oder hinten, konnte man nicht. Und so bin ich direkt an der Formel-1-Strecke, wirklich mitten im Lärm der vorbeidonnernden Boliden, tief eingeschlafen. Meine Kinder erzählen mir diese Geschichte bis heute, sie lachen sich dabei immer noch scheckig, dabei hat mein Hirn nur das getan, was gegen Langeweile hilft: abschalten.

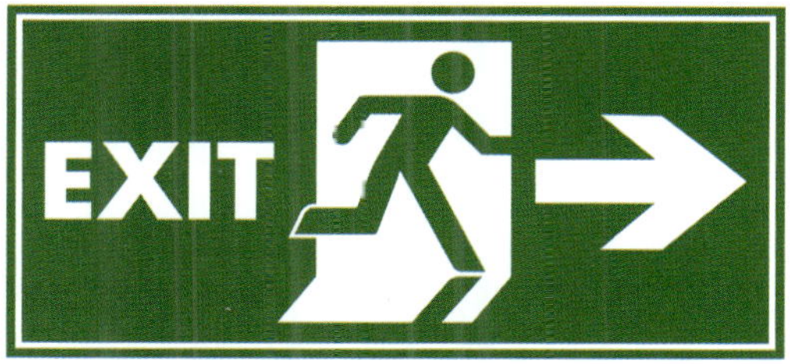

Warum wir bei Langeweile wegdösen

Normalerweise hält uns das Zusammenspiel aus dem **Aufmerksamkeitsnetzwerk** und dem **Default Mode Network (DMN)** wach und aktiv: Das eine kümmert sich um äußere Reize, das andere um innere Gedanken. Wenn beide sich gut koordinieren, sind wir bei der Sache. Wenn aber die Umwelt langweilig ist, versagt das Schaltzentrum, das »innen« und »außen« zusammenschaltet. Man will sich konzentrieren, schafft es aber nicht, und dann übernimmt das DMN: Die Gedanken schweifen ab, man versinkt mehr in der inneren Welt, gerät in einen Übergangszustand zwischen Wachsein und Schlaf – und irgendwann döst man weg.[24]

Ergänzen lässt sich das gut mit einem Blick auf den **Thalamus**. Der Thalamus ist eine tief im Gehirn sitzende Schaltzentrale. Was wir sehen, hören und fühlen, läuft hier durch, bevor es ins Großhirn weitergeleitet wird. **Als Torwächter entscheidet der Thalamus dabei nicht, was wir wahrnehmen, aber wie viel davon**. Bei anhaltender Monotonie leitet er weniger Sinneseindrücke weiter, die Außenwelt kommt nur noch gedämpft an. Wenn wir einschlafen, macht der Thalamus dann konsequent zu: Der Rennwagen dreht dann weiter seine Runden, die Signale kommen im Hirn aber nicht mehr an. Was keine Relevanz hat, kriegt keine Durchsage. Schlafend hören wir deshalb weder Motoren noch Kommentatoren. Außer natürlich, jemand ruft unseren Namen oder »Kuchen!«. Wenn es interessant wird, geht das Tor wieder auf.

Streit? Ich schlaf dann mal weg …

Sie kennen das vielleicht: Ein kleiner Disput am Küchentisch, die Stimmen werden lauter. »Jetzt hör mir doch mal zu!« Und da sitzt der gute, alte Freund, blinzelt, **dann schläft er ein. Peng, weg, mitten im Streit!** Ist das nicht total daneben? Und: Wie ist das überhaupt möglich?

Wenn Konflikte hochkochen, fährt unser Körper sein uraltes Stressprogramm hoch, Stresshormone schießen durch Blut und Hirn, vor allem Cortisol: **wegrennen, kämpfen oder totstellen**! Das steht zur Wahl und das ist gut, wenn der Löwe oder Bär vor der Hütte steht, im Dialog zwischen Menschen, die sich viel bedeuten, wirkt das »Einfrieren« unerquicklich. Doch wer im Laufe seines Lebens erlebt hat, dass er Streits besser überlebt, wenn er sie vermeidet, reagiert oft mit spontanem Herunterfahren – ohne dass er das wirklich steuern kann.

Ich erkläre das meinen Patienten gerne so: »Das Hirn zieht den Stecker, um Schaden abzuwenden.« Manchmal höre ich ein empörtes »Aber das ist doch respektlos! Und in der Nacht kann er dann wieder nicht schlafen!«. Nein. Es ist ein alter Schutzreflex. **Manche Menschen schalten mental ab, wenn es ihnen zu viel wird – andere tun es mit dem ganzen Körper.**

Warum schlafen wir so schlecht, wenn wir krank sind?

40 Grad Fieber, mitten im Urlaub, irgendwo abseits in den Bergen – mit Schrecken erinnere ich mich daran, wie ich am Bett meiner kleinen Tochter saß, während sie sich hin und her warf, die glasigen Augen halb geschlossen, und vor sich hin fantasierte.

»Oh!«, rief sie, »wie schön weich es hier ist!«

Alle paar Minuten umwickelte ich ihre Waden mit frischen Handtüchern, die wir in eiskaltes Wasser getaucht hatten. Auf die Stirn legte ich ihr kühle Waschlappen.

»Ach, ist das herrlich, so weiß, so weiß!«

Angst und bange war mir, Stunde um Stunde wechselte ich Lappen, ich löffelte kaltes Wasser in ihren kleinen Mund, wartete auf die Wirkung des Fiebersaftes und überlegte, ob ich den Notarzt rufen sollte. Ob der überhaupt hier heraufkommen würde?

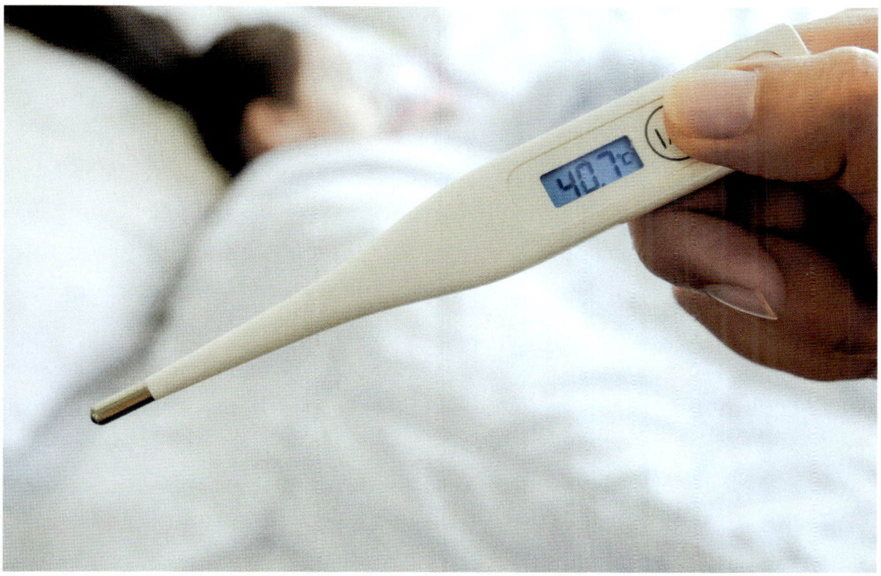

Irgendwann war es geschafft, das Fieber ging zurück. Ich war fix und fertig. Mein Töchterchen setzte sich in ihrem Bett auf und strahlte:

»Was ist denn los, Papa?«

Sie erinnert sich an diese Episode nicht. Ich werde sie nie vergessen, und so geht es wohl vielen Eltern.

Warum schlafen wir so schlecht, wenn wir krank sind? Müsste der Mensch nicht gerade dann besonders gut schlafen – weil Tiefschlaf der beste Heilschlaf ist? **Tatsächlich versucht der Körper genau das, aber mit Methoden, die den Schlaf paradoxerweise auch stören können**.

Wir sind optimiert für Leben, nicht für Schlaf

Sobald wir krank werden, schüttet der Körper entzündungsfördernde Botenstoffe aus, sogenannte Zytokine. Diese Stoffe signalisieren dem Gehirn: am besten Schlafen! **Das ist das klassische Krankheitsgefühl.**

Dieselben Zytokine haben allerdings eine zweite, weniger angenehme Wirkung: In höherer Dosis – also bei Fieber, Infektionen oder starken Entzündungen – fragmentieren sie den Schlaf. Man schläft leichter ein, wacht aber häufiger auf, schläft unruhiger und weniger erholsam.

Und es kommt noch etwas dazu: Wenn wir krank sind, verbraucht das Immunsystem enorme Mengen Energie, die Körpertemperatur steigt, der Stoffwechsel läuft auf Hochtouren. Diese innere Alarmbereitschaft verträgt sich schlecht mit tiefem, sta-

TIPP

Thymian bei Husten, Wärmflasche gegen Bauchschmerzen, Wadenwickel bei Fieber: Hausmittel helfen beim Schlafen. Wenn das nicht reicht, braucht es Hustensaft, Krampflöser und Fiebersenker aus der Apotheke. So wenig wie nötig, aber so viel wie nötig – damit der Heilschlaf kommt.

bilem Schlaf. **Deshalb gerät auch der Tag-Nacht-Rhythmus bei Krankheit so leicht aus dem Takt.**

Warum hat die Evolution das so »ungeschickt« eingerichtet? Die beste Erklärung: **Der Körper ist nicht für guten Schlaf optimiert, sondern für Überleben.** Wenn wir krank sind, *will* der Körper also Schlaf – aber er priorisiert Immunabwehr vor Schlafqualität. Doch wir können ihm helfen.

Liebe Krankenhäuser: Lasst die Menschen schlafen!

Zweimal war ich als Kind im Krankenhaus. Ich war in der Schule umgekippt: pubertäre Kreislaufstörungen, nichts Ernstes. Aber wenn man sich mit zwölf oder dreizehn Jahren plötzlich in weiß gekachelten Räumen wiederfindet, ist das trotzdem nicht witzig. Und doch habe ich mich im Krankenhaus geborgen gefühlt. Die Schwestern haben sich rührend um mich gekümmert. Ich fühlte mich aufgehoben, fast wie zu Hause bei meiner Mutter: Wenn ich krank war, kam sie immer wieder vorbei, fragte, wie es mir geht, setzte sich ans Bett und gönnte mir Ruhe. So war das damals, in den 1960er-Jahren, auch im Krankenhaus. Es gab diesen besonderen Ton, dieses Berufsethos. Ich erinnere mich nicht an Hektik. Und ich erinnere mich daran, dass ich dort gut geschlafen habe.

Als Erwachsener nicht mehr. Nach meinem Absturz in den Bergen habe ich im Krankenhaus kein Auge zugetan. Nach meiner Gallenblasenoperation nicht und voll verkabelt im Schlaflabor auch nicht. Das überrascht wenig: Irgendwo brennt immer Licht, Maschinen brummen und piepen, Geräte werden über die Flure geschoben, Menschen hasten vorbei, telefonieren, Türen springen auf, jemand kommt herein und fummelt an Geräten herum – oder »am Patienten«, der dabei kaum mehr als Mensch wahrgenommen wird. Dann platzt mitten im Tiefschlaf das Reinigungsteam herein, der nächste Jemand möchte wissen, was man mittags essen will, kurz darauf wird wieder Blutdruck gemessen. Wer als Patient Ruhe möchte, muss sich im Bad einschließen.

Ich will fair bleiben: Ich weiß, dass alle ihre Arbeit so gut machen, wie es unter den aktuellen Bedingungen eben möglich ist. Und doch: So richtig zum Schlafen kommt man im Krankenhaus nicht. Dabei wäre Heilschlaf so wichtig. Und auch die Proteine, die Vitamine, die Fettsäuren, die der Körper zum Heilen braucht, sucht man oft vergeblich. In meinem staubtrockenen Graubrot, im schlappen Käse und in dem klitzekleinen Salamistück habe ich jedenfalls keinen nennenswerten Nährwert gefunden. Hier hat sich seit sechzig Jahren erstaunlich wenig verändert.

Geradezu verrückt ist, dass die an den Krankenhausaufenthalt anschließende Heilphase verschenkt wird. Nach einem Krankenhausaufenthalt müsste man zu Hause erst einmal tief und lange schlafen. Heilschlaf. Vor allem nach schwerer Krankheit. Doch wie soll das gehen ohne ausreichende Unterstützung? Wie soll das gehen, wenn anschließend der Hausarzt oder die Fachärztin übernimmt, zu wenig Zeit hat, schon gar nicht für Hausbesuche, und – nach bestem Wissen und Gewissen – die im Krankenhaus vorgeschlagene Medikation verwirft, alles neu beginnt und Wirkungen wie Nebenwirkungen den Schlafrhythmus gleich wieder durcheinanderbringen?

Lasst die Menschen sich gesund schlafen – das wünsche ich mir. Das gelingt mit guter Klinikorganisation. Mit ausreichend Personal auf den Stationen, gut ausgebildet und fair bezahlt. Mit gesundem Essen für die Patienten und in der Kantine für alle Beschäftigten und Besucher. Und mit einer klug gedachten Nachsorge zu Hause. Dass das organisatorisch und finanziell anspruchsvoll ist, wissen wir. Dass es medizinisch außerordentlich wirksam wäre – wirksamer als viele unserer heutigen Strukturen –, wissen wir ebenfalls. Dass wir es trotzdem nicht umsetzen, können wir uns das eigentlich leisten?

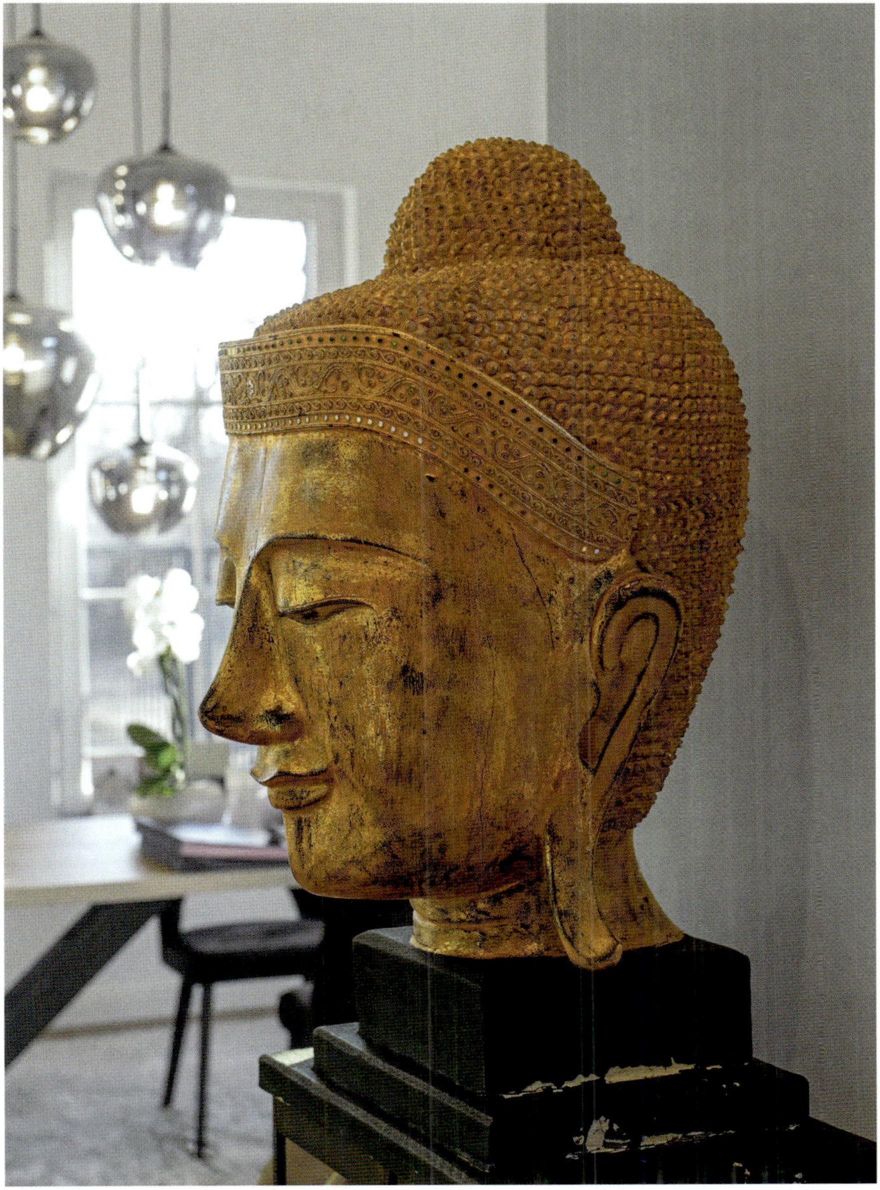

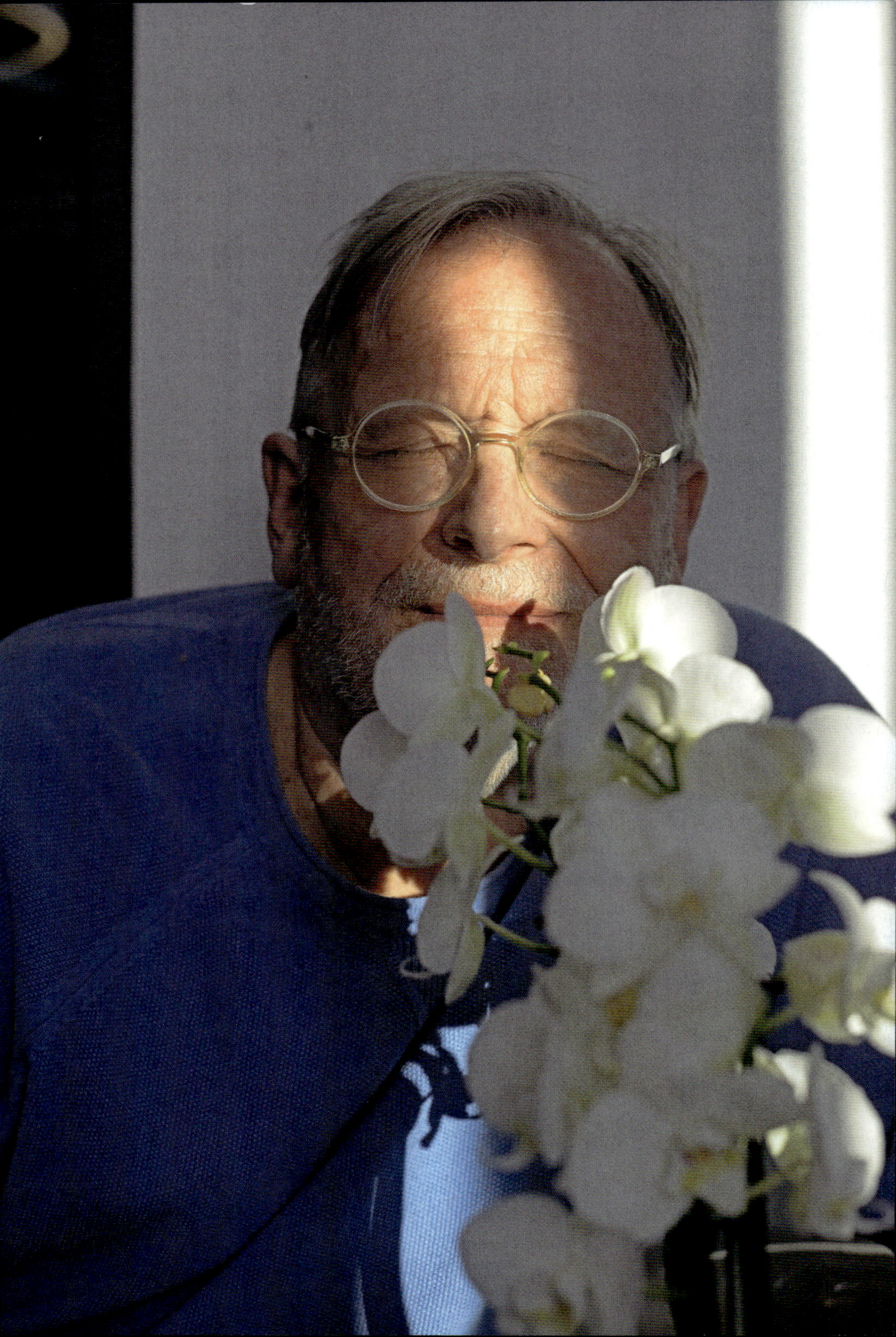

2

Wie unsere innere Uhr tickt

Wie die Sonne unsere innere Uhr steuert

Die ersten Sonnenstrahlen sind die schönsten, und der erste Kaffee mit Anja, jeden Morgen um halb sieben, ist der leckerste. »Guten Morgen!« Ich liebe den Sonnenaufgang, und wenn mir die ersten Sonnenstrahlen ins Gesicht scheinen, fühlt es sich wie eine »Glücksdusche« an, die meine Batterie auf ON schaltet. Biologisch gesehen ist das tatsächlich so. **Unsere innere Uhr sitzt tief im Gehirn**: Sie heißt suprachiasmatischer Nucleus (SCN) und liegt im vorderen Hypothalamus, oberhalb der Kreuzung der Sehnerven, etwa auf der Höhe der Nasenwurzel. Die beiden winzigen Nervenknötchen sehen aus wie Reiskörner – und sind unser Zeitchef.

So bildet unser Körper Melatonin

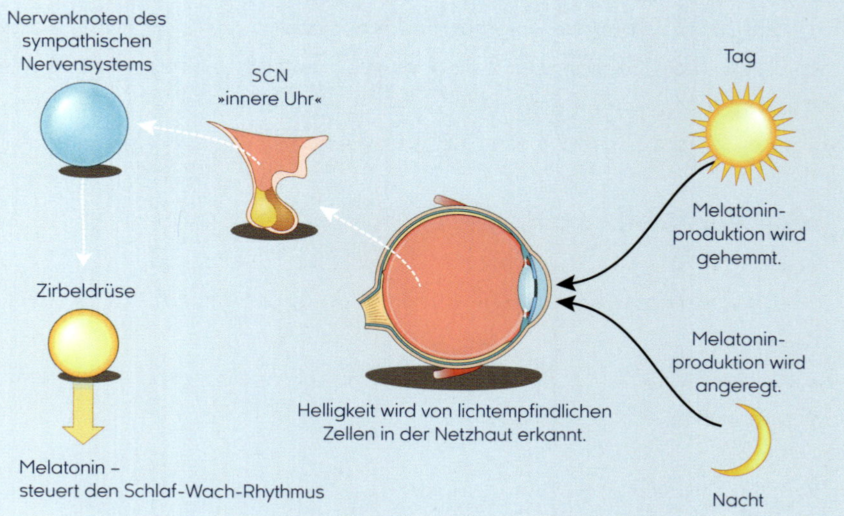

Cortisol und Melatonin: Wie uns Hormone fit machen – und schlafen lassen

Und woher weiß unser innerer Zeitchef, ob es draußen dunkel ist oder hell? Es gibt eine Standleitung: Unsere innere Uhr ist **verbunden mit lichtempfindlichen Zellen in der Netzhaut**, die permanent Informationen über die Umgebungshelligkeit an den SCN funken. Am stärksten reagieren diese Zellen auf blaues Licht – und das ist der Grund, warum wir kaum vom schummrigen, orangegelben Schein unserer Nachttischlampe hellwach werden und am besten von echtem Sonnenlicht. Unsere kleine Glühbirne liefert ungefähr 500 Lux, echtes Sonnenlicht selbst an einem bedeckten Wintertag über 10 000 Lux, im Sommer sogar noch mehr. Diese Intensität und der hohe Blauanteil des Sonnenlichts (leider abends ebenso der der Handys) sind entscheidend: **Dieser Sinneseindruck bringt die Netzhautzellen dazu, dem SCN zu melden: »Es ist Tag!«**

Der SCN hemmt über Fasern des oberen zervikalen Ganglion-Komplexes (SCG) die Zirbeldrüse – die Melatonin-Produktion wird runtergefahren. Gleichzeitig aktiviert der SCN über die Hypothalamus-Hypophysen-Nebennieren-Achse die Nebennieren: »**Cortisol hochfahren**!« Das ist unser Wachhormon, und wenn es anflutet, fühlt sich das an, als hätte jemand in unserem Körper den Hauptschalter auf ON gestellt. Cortisol …

- **kurbelt den Kreislauf** hoch,
- **erhöht den Blutdruck** und macht Gefäße reaktionsfreudiger,
- **steigert den Blutzuckerspiegel**, indem es die Leber zur Zuckerfreisetzung anregt,
- **belebt das Gehirn**, indem es die Aufmerksamkeit steigert und die Aktivität im präfrontalen Cortex fördert.

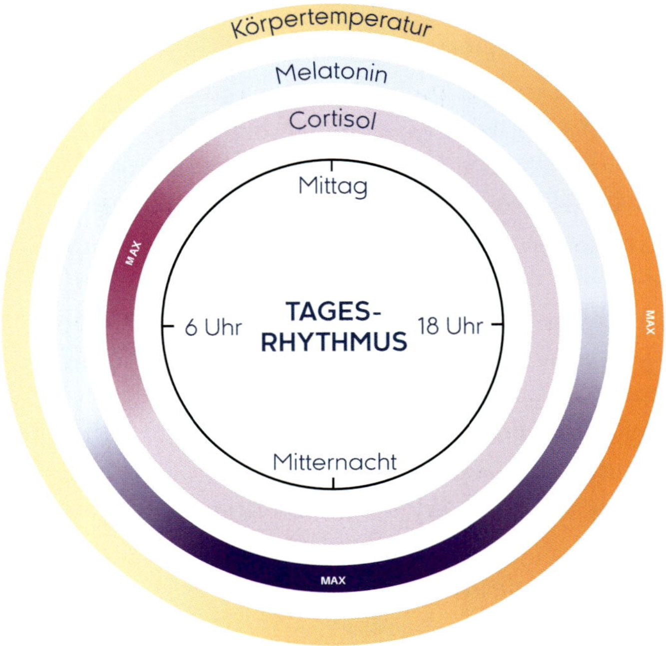

Aus unserer eigenen Erfahrung und auch aus Studien wissen wir, dass sich Menschen, die tagsüber viel im Sonnenlicht sind, fitter und wacher fühlen, dass sie freiwillig früher ins Bett gehen und länger schlafen. Davon profitieren sie mehrfach: Ihre Haut produziert mehr Vitamin D (unser »Sonnenvitamin«), sie schütten mehr Schlafhormone aus und aufgrund der längeren Nacht mit mehr Tiefschlafphasen auch mehr Wachstumshormone, die zu unseren wichtigsten Heilhormonen zählen.

Im Umkehrschluss heißt das: Wer am Morgen die Sonne nicht sieht, wird nicht richtig wach, gerät vielleicht sogar aus dem Takt. Kein Wunder also, dass viele von uns im Winter oder im Büro mit Dauerbeleuchtung müder, gereizter oder sogar traurig werden – das künstliche Licht ist einfach zu schwach oder leuchtet zur falschen Zeit.

Am Abend läuft das Ganze dann in die entgegengesetzte Richtung: Das Licht verschwindet, der SCN empfängt weniger Impulse, die Zirbeldrüse bekommt ihr Startsignal. **»Melatonin produzieren!« – Das ist das Hormon, das den Körper in den Ruhemodus versetzt**. Puls und Temperatur sinken, Muskeln entspannen sich, die Gedanken werden leiser (im Idealfall zumindest). In der Nacht erreicht Melatonin seinen Höhepunkt, Cortisol geht auf Tauchstation. Am nächsten Morgen dreht sich das Ganze wieder um: Melatonin sinkt, Cortisol steigt.

Vielleicht ist Ihnen Melatonin schon einmal in der Drogerie begegnet als Spray, Tablette oder Gummibärchen. Das stimmt: Melatonin wird niedrig dosiert als Nahrungsergänzungsmittel verkauft. Bei einigen Menschen verkürzt Melatonin die Einschlafzeit, besonders bei Melatoninmangel, Jetlag oder verzögertem Schlafphasensyndrom. Wer ohnehin gut schläft, spürt die Wirkung kaum oder gar nicht oder bekommt nur Kopfschmerzen.

Wichtig zu wissen: Melatonin muss nicht als Gummibärchen gegessen werden, damit es im Körper bereitsteht. Unser Organismus ist selbst in der Lage, Melatonin zu produzieren. Das passiert in mehreren Arbeitsschritten: von Tryptophan über 5-Hydroxytryptophan über N-Acetylserotonin über Serotonin zu Melatonin. Noch wichtiger zu wissen: Tryptophan ist eine essenzielle Aminosäure, die in eiweißreichen Lebensmitteln vorkommt: Fleisch, Fisch, Eier, Milchprodukte, Nüsse, Samen, Soja. Es sind Enzyme, die diese Aminosäure zu Melatonin umbauen. **Das funktioniert natürlich nur, wenn in unserem Körper ausreichend Tryptophan und die notwendigen Enzyme plus Cofaktoren (wie Vitamin B6, Magnesium, Zink) zur Verfügung stehen.** Normale Ernährung deckt den Bedarf in der Regel problemlos – sollten Sie sich vermeintlich supergesund nur von Salat, Gemüse und Smoothies ernähren und sich über Ihren schlechten Schlaf wundern, könnte es helfen, Ihren Einkaufszettel umzuschreiben.

Guter Tag, gute Nacht

Ein guter Schlaf beginnt nicht am Abend im Bett, er beginnt am Morgen mit dem ersten Sonnenstrahl: Ein guter Tag ist der Anfang einer guten Nacht. Wer dem Körper tagsüber Struktur gibt – Mahlzeiten, Pausen, Licht, Aktivität –, der schenkt ihm Orientierung. So weiß die Leber, wann sie arbeiten soll, das Gehirn, wann es Leistung bringen muss, und das Herz, wann es runterfahren darf.

Darum erkläre ich Tag und Nacht gern in einem Atemzug. Es sind zwei Teile eines großen Ganzen – **die hellen Stunden, in denen wir leben, und die dunklen, in denen wir heilen**. Wenn Sie das beherzigen, wird aus Schlafhygiene plötzlich etwas viel Schöneres: Lebensrhythmus.

ZIRKADIANER RHYTHMUS

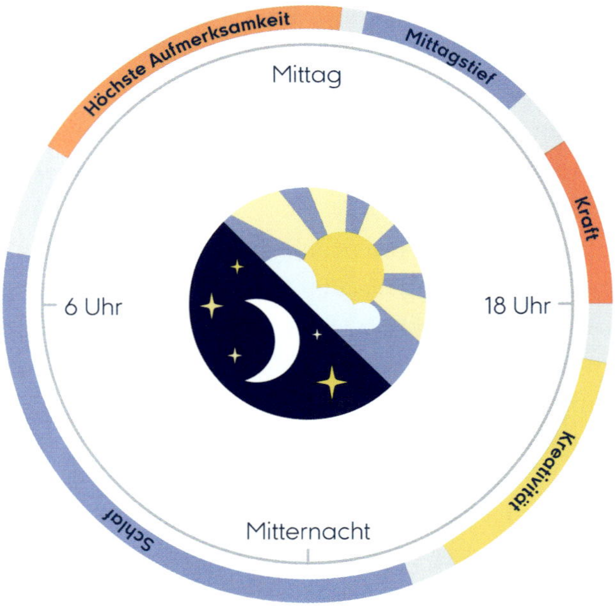

Und jetzt schauen wir uns diesen Rhythmus einmal genauer an – Stunde für Stunde, vom ersten Licht bis zum letzten Traum.

6 bis 7.30 Uhr: Mit dem ersten Licht geht's los. Ihr Körper schaltet auf Tagesbetrieb, Cortisol gibt den Startschuss – Kreislauf, Blutdruck, Stoffwechsel, alles fährt hoch.

7.30 bis 9 Uhr: Das erste Leistungsfenster öffnet sich. Konzentration und Reaktionszeit steigen – der ideale Moment für Dinge, die Gehirn und Klarheit brauchen.

9 bis 10.30 Uhr: Das Vormittags-Hoch hält an. Cortisol sinkt langsam, die Wachheit bleibt stabil. Wer jetzt im Flow ist – weitermachen.

10.30 bis 12 Uhr: Ein Plateau: keine Höhenflüge, aber solide Konzentration. Gönnen Sie sich Licht – echtes, draußen. Es hält Melatonin in Schach und den Kopf wach.

12 bis 13.30 Uhr: Das berühmte Mittagsloch kommt. Der Körper spart kurz Energie, das Gehirn signalisiert »Pause«. Jetzt hilft: 15 Minuten dösen oder ein kurzer Spaziergang im Hellen.

13.30 bis 15 Uhr: Sie sind wieder da! Jetzt ist die Zeit für Routine, Kommunikation, Austausch. Also: Meetings, Telefonate, Teamarbeit – läuft.

15 bis 16.30 Uhr: Ein zweites Hoch. Die Körpertemperatur ist auf Tagesmaximum, Motorik und Reaktionsvermögen stimmen.

16.30 bis 18 Uhr: Die Energie flacht ab. Jetzt passt, was keine Hochspannung braucht: Mails, Orga, Aufräumen, kleine Projekte.

18 bis 19.30 Uhr: Lust auf Feierabend. Cortisol sinkt, Melatonin bereitet sich vor. Wärmeres, gedämpftes Licht ist jetzt ideal: Das ist Ihre Landebahn in den Abend.

19.30 bis 21 Uhr: Melatonin klopft an. Jetzt ist Zeit für Routinen, Entspannung, für das, was Sie runterfährt. Das große Licht im Wohnzimmer ausschalten, viele kleine Stimmungslichter helfen beim Runterkommen. Bei manchen Menschen beginnt jetzt eine Phase der Kreativität, die bis etwa 23 Uhr anhält (siehe Grafik »Zirkadianer Rhythmus«).

21 bis 22.30 Uhr: Die innere Uhr übergibt an die Nacht. Jetzt läuft die Körpertemperatur langsam runter – eine warme Dusche kann diesen Prozess sogar fördern.

22.30 bis 0 Uhr: Einschlafen, Leichtschlaf, dann Tiefschlaf. Jetzt passieren die großen körperlichen Reparaturen: Die Zellen regenerieren sich, das Immunsystem arbeitet, der Stoffwechsel stellt sich neu ein.

0 bis 3 Uhr: Tiefschlaf und erste Traumphasen wechseln sich ab. Melatonin bleibt hoch, Cortisol niedrig. Das Gehirn arbeitet ruhig, aber intensiv.

3 bis 4.30 Uhr: Der REM-Schlaf nimmt zu: emotionale Verarbeitung, Gedächtnisarbeit, neue kreative Verknüpfungen entstehen.

4.30 bis 6 Uhr: Der Schlaf wird leichter. Cortisol steigt, Melatonin fällt – die Vorbereitungen für den neuen Tag laufen. Sie werden wach.

Übrigens auch, ohne dass Sie in die Sonne blinzeln. Denn Sie wachen nicht nur auf, weil Ihr Auge »hell!« ins Hirn meldet, sondern weil Ihr zirkadianer Rhythmus stabil programmiert ist. Wenn Sie ungefähr regelmäßig zur gleichen Zeit schlafen und aufstehen, beginnt also Ihr Körper ungefähr zwei Stunden vor dem

Schlafende von allein mit seiner kleinen Morgenroutine: Cortisol steigt, die Körpertemperatur zieht an, der Kreislauf nimmt Schwung, und dann – zack – sind Sie wach. Manchmal drei Minuten, bevor der Wecker klingelt.

Trotzdem braucht Ihr Körper das Sonnenlicht. Die Sonne ist sein Orientierungspunkt. So wie man früher abends zur Tagesschau, Punkt acht Uhr, die Armbanduhr kontrollierte und sie ein bisschen vor- oder zurückstellte, damit sie am nächsten Tag wieder richtig ging, muss sich auch unsere innere Uhr jeden Tag neu mit der Sonne abgleichen – sonst laufen Ihr innerer Rhythmus und der Rhythmus der Welt auseinander. Warum das jetzt, fragen Sie? Weil die innere Uhr des Menschen zu langsam geht. Von Natur aus ist jede Runde auf etwas länger als 24 Stunden eingestellt, bei manchen Menschen sogar auf fast 25 Stunden. Dass der Mensch nicht ganz richtig tickt, ist allerdings keine Fehlkalibrierung der Natur. Es ist die Voraussetzung dafür, dass sich unsere innere Uhr den Jahreszeiten anpassen kann.

In unserem Körper ticken viele innere Uhren

Sonnenblumen, Wale, Erdmännchen, Sie und ich – wir alle leben nach zirkadianen Rhythmen (vom Lateinischen *circa* = »ungefähr« und *dies* = »Tag«). Gemeint sind biologische Prozesse, die sich im Laufe der Evolution am Lauf der Sonne orientiert haben und sich in einem Zyklus von rund 24 Stunden wiederholen.

Diese Rhythmen werden von unserer zentralen inneren Uhr gesteuert, dem **suprachiasmatischen Nukleus (SCN)**, und von sogenannten **Uhrgenen**, die in allen Geweben aktiv sind. In Ihrem Bauchfett, in Ihrem Bizeps, in Ihrem Enddarm – überall ticken eigene, kleine Uhren. Das hilft dem Körper, seine Funktionen aufeinander abzustimmen, kann aber zum Problem werden, wenn wir seinen Takt durcheinanderbringen: durch Schichtarbeit, einen Flug nach New York (also Jetlag), Döner nachts um zwei Uhr und Party bis früh um vier.

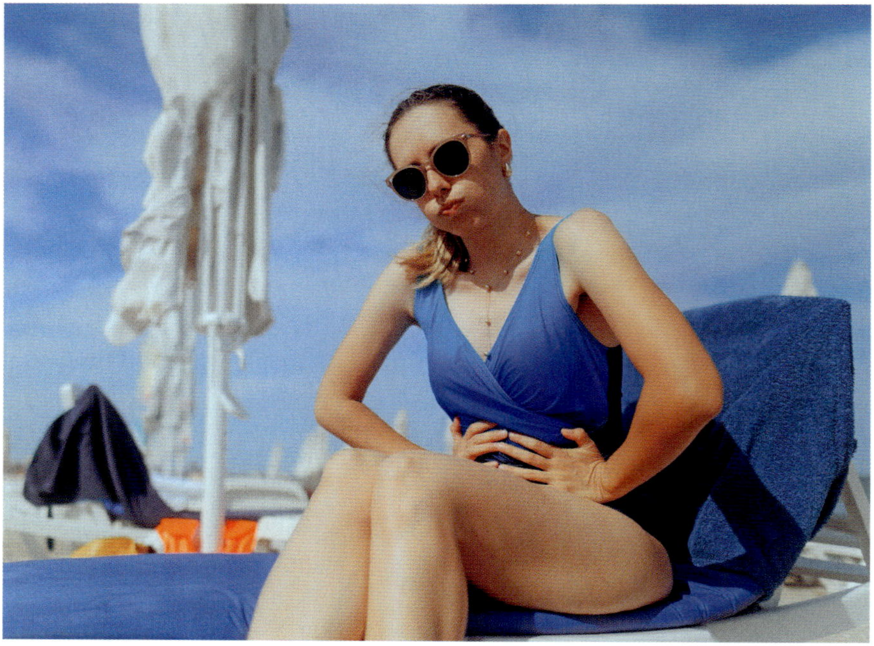

Die zentrale Uhr im Gehirn stellt sich dabei recht schnell um, weil sie über die Augen direkt Lichtsignale empfängt. Die inneren Uhren in den Organen dagegen brauchen länger. Bei einem Flug nach Boston kommt der Körper also innerhalb eines Tages an, das Gehirn folgt nach fünf oder sechs Tagen, die **Leber** kommt erst zehn bis zwölf Tage später hinterher. (Aus meiner Zeit als Bostoner Harvard Gastprofessor kann ich das bestätigen …) Denn sie richtet sich nicht nach Licht, sondern vor allem nach **Essenszeiten, Blutzucker, Hormonen und Körpertemperatur**.

Wenn Sie also am Zielort zur »neuen Tageszeit« essen, Ihr Körper aber noch im alten Rhythmus läuft, arbeitet die Leber nach ihrem früheren Fahrplan: Sie produziert Zucker, wenn sie eigentlich ruhen sollte, und lagert Fette ein, wenn sie Energie liefern müsste. Kein Wunder, dass man sich nach einer Fernreise oft tagelang müde fühlt – und die Verdauung aus dem Takt gerät.

Laufen die inneren Uhren über längere Zeit nicht mehr synchron, sprechen Fachleute von **zirkadianer Desynchronisation**. Sie kann auf Dauer chronische Erkrankungen begünstigen – etwa **Diabetes, Bluthochdruck, Krebs** und **psychische Störungen**.

Auf zum Friluftsliv!

Die Skandinavier haben für das Leben draußen ein wunderbares Wort: **Friluftsliv** – das »Leben in der freien Luft«. Und tatsächlich zeigen Studien, dass dieses Draußen-Sein, besonders mit natürlichem Licht, unsere innere Uhr wieder richtig stellt.

Eine spannende Arbeit dazu stammt aus Schweden: Ein Forscherteam der Universität Stockholm Wright ließ Freiwillige eine Woche lang in der Natur zelten, ganz ohne künstliches Licht – und siehe da, die innere Uhr, gemessen über die Melatoninproduktion, rückte deutlich näher an den natürlichen Sonnenrhythmus heran.[25]

TIPP

Gehen Sie mal wieder zelten. Lassen Sie die Sonne Ihre Uhr stellen. Friluftsliv ist besser als jedes Schlafmittel.

Wie viel Schlaf ist genug?

TikTok ist kein guter Schlafberater. Immer wieder tauchen dort gut gemeinte (hoffentlich) Tipps auf, die erfunden sind und völlig falsch. So verbreitete eine Influencerin[26] die Idee, Frauen müssten eigentlich neun bis zehn Stunden pro Nacht schlafen. Und nicht, wie die (»böse«, weil nur mit männlichen Probanden forschende Wissenschaft) behaupte, ungefähr sieben Stunden.

Nein, 7 Stunden sind nicht für alle richtig

Die Nachricht trifft einen wunden Punkt – immerhin stimmt es ja, dass vor allem Medikamentenstudien oft vorwiegend mit Männern gemacht werden. Bei der Schlafforschung ist das allerdings nicht so. Sie ist sich einig, dass das Schlafbedürfnis individuell verschieden ist, dass der reale Schlaf stark vom Alter abhängt und vom Alltag:

- **Säuglinge** schlafen in den ersten Lebensmonaten 14 bis 17 Stunden täglich (manche auch nicht).
- **Kindergartenkinder** schlafen etwa 12 Stunden (aber nicht alle).
- **Teenies** sollten eigentlich acht bis zehn Stunden schlafen (in der Schulzeit schlafen sie kürzer, in den Ferien länger).
- **Erwachsene** schlafen im Idealfall sieben Stunden pro Nacht (wenn sie nicht von schreienden Säuglingen, tobenden Kindergartenkindern oder zockenden Teenies oder »Maloche« wach gehalten werden).
- **Frauen in den Wechseljahren** würden gerne sieben Stunden pro Nach schlafen (werden aber ständig von Hitzewallungen geweckt).
- **Senioren** schlafen tendenziell früher ein, viele wachen sehr früh auf und schlafen dann später am Tag wieder ein, auch mehrmals.
- **Zum Ende des Lebens** hin nimmt die zirkadiane Steuerung ab, Menschen schlafen immer länger, wachen immer seltener auf.

Als Arzt meine ich, wer als Erwachsener jede Nacht zehn Stunden schlafen muss, um fit zu sein, der sollte sich im Schlaflabor vorstellen. Da stimmt etwas nicht. Und wer krampfhaft versucht, jede Nacht zehn Stunden zu schlafen, nur weil TikTok das empfiehlt, braucht sich über vermeintliche Schlafstörungen nicht zu wundern. Schlafberaterin Isabell Prophet hat das einmal sehr schön auf den Punkt gebracht: »Wer einen geringeren Schlafbedarf hat, sich aber um 21 Uhr in den Schlaf atmet, der kann sich um 3 Uhr in der Nacht sehr ausgeschlafen darüber Gedanken machen, ob das jetzt eine gute Idee war.«[27]

Wie viel Schlaf ist denn nun genug? Oft heißt es, dass gesunde, erwachsene Menschen sieben Stunden Schlaf pro Nacht brauchen, manche mehr, manche weniger, und eine Studie aus den 1980er-Jahren konnte zeigen, dass Menschen mit sieben Stunden Schlaf am längsten lebten.

Mir ist das zu eng gedacht. Was soll das schon bedeuten, »pro Nacht«? Ist es nicht so, dass wir im dunklen Winter ganz natürlich pro Nacht länger schlafen möchten als in sommerhellen Nächte? Dass wir in stressigen Zeiten – ein Säugling ist da, ein Kind ist krank, ein Projekt muss fertig werden – aus purer Notwendigkeit Nachtschichten einlegen? Dass es Berufe gibt, in denen Nachtschichten ganz normal sind? Dass es Lebensphasen gibt, in denen man mit Nachtschichten dringend Geld verdienen muss, weil man als junger Mensch schon zwei Kinder hat, aber zufällig nichts geerbt? So war das bei mir.

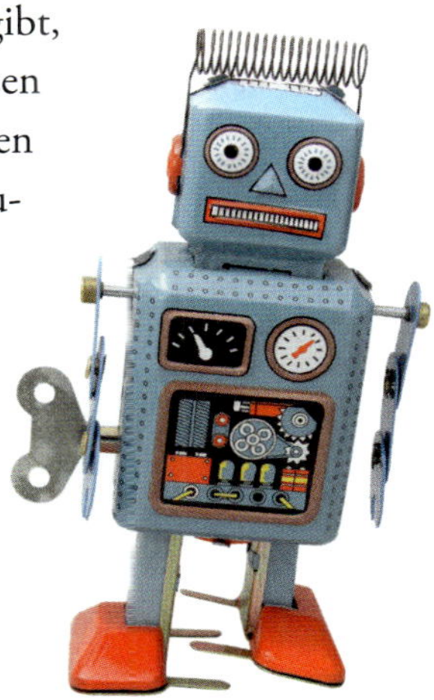

Ich habe ab Mitte zwanzig als Assistenzarzt, später als Oberarzt und Chefarzt in der Klinik unzählige Nachtschichten »geschoben« – und den verpassten Schlaf nachgeholt: Ausschlafen am nächsten freien Tag, mit Powernaps zwischendurch, auch mehrmals am Tag oder am Wochenende, nach dem ich mich sehnte. Den Schlaf genoss ich dann riesig und ganz bewusst.

Also: **Ich sehe das alles nicht so eng. Der Mensch ist kein Aufzieh-Roboter,** der immer gleich durch seine Tage marschiert, das Leben ist einfach nicht so, und es wird auch hoffentlich nie so sein.

Und wer sagt denn, dass man zum Schlafen immer im Bett liegen muss? Man kann auch auf der Küchenbank, im Auto und auf dem Sofa herrlich schlafen; das ist der Grund, warum ich von vielen Filmen nur die ersten Minuten kenne (fragen Sie meine Frau lieber nicht danach).

Noch einmal, weil es so wichtig ist: Es mag statistisch plausible X-Stunden-Schlaf-müssen-sein-Thesen geben, eine Norm für Sie sind sie deshalb noch lange nicht. Machen Sie sich das Leben und den Schlaf nicht unnötig schwer, nur weil irgendwer meint, Statistik in Regeln verwandeln zu müssen.

Und nein, 4 Stunden Schlaf sind kein Leistungsziel

Neben absurden Zehn-Stunden-Schlafnormen geistern auf Social Media auch die umgekehrten Radikal-Tipps durchs Netz (je radikaler, desto mehr Klicks): Es sei besonders toll, nur vier Stunden pro Nacht zu schlafen. Auch das ist Unfug. **Außer**, Sie tragen eine äußerst seltene Mutation im **SIK3-Gen**. Dieses Gen liefert die Bauanleitung für ein Enzym, das die Schlafdauer reguliert. Durch die Mutation wird dieses Enzym weniger aktiv – der Körper baut weniger Schlafdruck auf und braucht dadurch tatsächlich weniger Schlaf, um sich zu erholen. Solche genetischen Kurzschläfer sind medizinische Raritäten – vermutlich einer von einer Million Menschen. Die allermeisten, die auf irgendwelchen Plattformen posaunen, mit nur vier Stunden auszukommen, tun nur so. Als Arzt, der sich viel mit Schmerzen, mit Krebs und auch mit Demenz befasst hat, sage ich: Hoffentlich tun sie nur so und schlafen heimlich länger.[28]

Chronischer Schlafmangel erhöht tatsächlich das Risiko, an Demenz zu erkranken – und zwar auch dann, wenn Sie erst im mittleren oder höheren Alter zu wenig schlafen. Altersforscher um Séverine Sabia von der Universität Paris ist es gelungen, das Risiko genau zu vermessen: Wer mit 50 Jahren regelmäßig weniger als sechs Stunden schläft, hat ein 22 Prozent höheres Demenzrisiko, bei 60-Jährigen liegt das Risiko 35 Prozent höher.[29]

Depressionen, Stoffwechselstörungen und Herz-Kreislauf-Erkrankungen können ebenso die Folge sein. Darüber hinaus dürfen wir nicht vergessen, dass wir uns nach nur einer Nacht mit zu wenig Schlaf benehmen wie Menschen mit zu viel Alkohol im Blut. Wir können uns nicht konzentrieren, können Risiken nicht richtig einschätzen, reagieren verzögert und treffen dumme Entscheidungen. Viele Unfälle auf der Autobahn, aber auch in der Industrie passieren morgens um vier.

Ein bisschen Unvernunft macht das Leben bunt

Die schönsten Erinnerungen an meine Kindheit sind die, an denen meine Brüder und ich uns nicht an die strengen Schlafregeln der Eltern gehalten haben. Wie Sie vielleicht auch durften wir damals kaum Fernsehen schauen. Wenn die Eltern am Abend ausgingen, haben wir es trotzdem getan: Sportschau, Kuhlenkampff-Shows, Western – herrlich! Ich spielte für die kleinen Brüder Koch und servierte meine Ruhrpott-Version von Toast Hawaii mit Leberwurst, Käse und Mandarine. An diesen Abenden sind wir spät ins Bett gekommen, richtig spät. Wir haben die Schlafregeln für Kinder definitiv nicht eingehalten – und hatten die beste Zeit zusammen. Da waren wir drei ganz stark, wir lebten wie die Könige (auch wenn es am nächsten Tag eine deftige Strafe gab, denn natürlich wurden wir erwischt …).

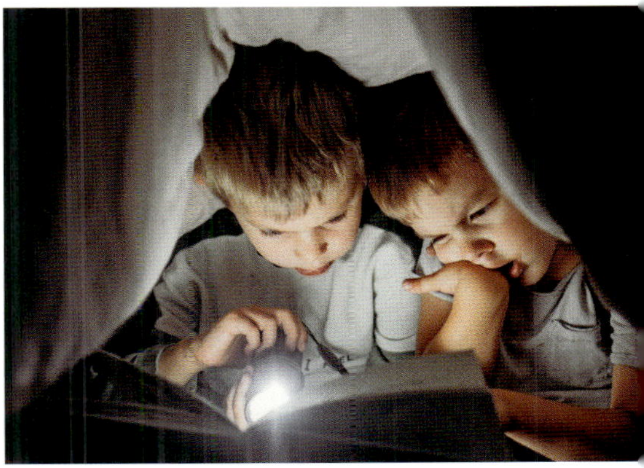

Dass wir unter der Bettdecke heimlich lasen, das aber haben die Eltern nie herausgefunden – sehr viele Karl-May-Bände habe ich mit der Taschenlampe geschmökert. Und die Eltern wussten noch etwas nicht: In meinem Kosmos-Elektronik-Baukasten gab es einen winzigen Bakelit-Kopfhörer, den man sich vor ein Ohr halten konnte. Irgendwie war es mir gelungen, diesen Kopfhörer mit einem Radiosender zu verbinden.

Und dann, ich war 15 Jahre alt, hörte ich das erste Mal mitten in der Nacht heimlich amerikanische Musik:

»Sittin' on the dock of the bay
Wastin' time …«

Man kann sich heute gar nicht mehr vorstellen, wie viel Kraft mir dieser Otis-Redding-Song gegeben hat, wie selig ich mit diesem Ohrwurm einschlief, natürlich viel, viel zu spät. Ich muss immer noch schmunzeln, wenn der Song heute im Radio läuft. Warum ich Ihnen das berichte? Weil es im Leben manchmal wichtigere Dinge zu tun gibt, als nach Plan zu schlafen.

Eule oder Lerche?

Die einen stehen munter morgens früh noch vor sechs auf und starten in den Tag. Die anderen starten auch froh und munter, nur viele Stunden später. Eulen und Lerchen nennen wir die unterschiedlichen Schlaftypen im Alltag, die Forschung spricht von **Chronotypen**. Schätzungsweise zwei Drittel der Menschen hierzulande sind zu den üblichen Tageszeiten wach und aktiv, rund ein Sechstel kocht ohne Not schon früh um vier oder fünf Uhr den ersten Kaffee – und da ist das letzte Sechstel, der extrem späte Typ, gerade erst eingeschlafen.

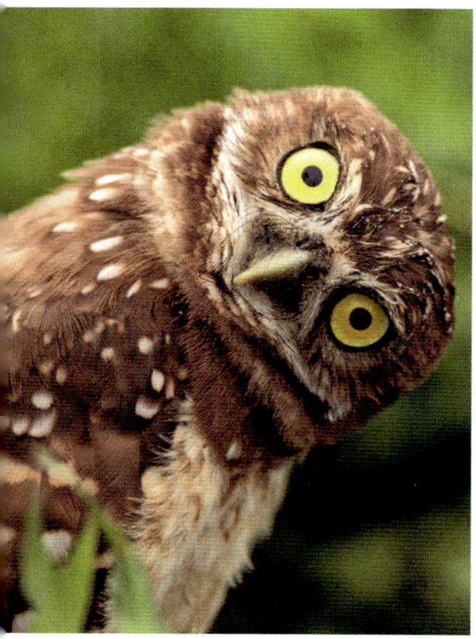

Was viele unterschätzen (vor allem die Lerchen mit vorbildlicher Arbeitsdisziplin am frühen Morgen): Diese Unterschiede sind weniger eine Frage der Vorlieben oder Gewohnheiten oder gar eine Frage der knallharten Selbstkontrolle, sie sind vor allem eine Frage der Gene.

Willentlich verändern lässt sich der eigene Chronotyp also nicht, um ein oder zwei Stunden verschieben aber schon. Und zwar, indem wir die **Zeitgeber verändern** – vor allem Licht.

- Stärkere, regelmäßigere Licht-Dunkel-Signale (viel Tageslicht, wenig künstliches Licht am Abend, feste Zeiten) verschieben die innere Uhr nach vorn;
- schwache oder chaotische Lichtverhältnisse verschieben sie nach hinten.

Ein später Chronotyp kann durch günstige Bedingungen also früher munter werden – kehrt aber tendenziell wieder zu seiner ursprünglichen Lage zurück, wenn diese Bedingungen wegfallen. Das zeigte sich zum Beispiel während der Corona-Lockdowns, als viele Menschen flexibler arbeiten konnten: Sobald der Alltag weniger durch feste Startzeiten bestimmt war, verschob sich der Schlafrhythmus zurück in Richtung des eigenen Chronotyps – viele Menschen fühlten sich zum ersten Mal seit Jahren wieder ausgeschlafen und wohlgestimmt.[30]

Bei der Durchsicht der Studien ist mir etwas aufgefallen: Oft heißt es, späte Chronotypen seien gesundheitlich schlechter dran und auch schlechter drauf. Aber: Viele der gesundheitlichen Probleme hängen tatsächlich weniger mit dem Chronotypus selbst zusammen als damit, dass typische **Eulen im sozialen Jetlag feststecken**.

Gemeint ist die Diskrepanz zwischen der natürlichen, inneren Zeit eines Menschen und den von außen vorgegebenen Uhrzeiten, an die er sich halten muss. Wer als Eule gezwungen ist, nach den Regeln der Lerchen zu leben, läuft Gefahr, dauerhaft müde und gereizt zu sein, er oder sie kann in Ausbildung und Job die eigene Leistungsfähigkeit kaum ausreizen. Das ist insbesondere in der Schulzeit fatal: Jugendliche sind tendenziell alle späte Typen, und die Schule beginnt zum Teil schon um kurz nach sieben Uhr – für sie also gefühlt mitten in der Nacht.

Die Eulenhaftigkeit der Jugend begründet sich darin, dass bei ihnen Geschlechtshormone und Wachstumshormone besonders aktiv sind und sich das Schlafhormon Melatonin später ausschüttet als bei Eltern und Lehrern. Wundert sich wer, wenn die Vokabeln so nicht im Hirn halten? Warum lassen wir die Schule nicht um 9 Uhr beginnen? Mit Sport?

Mittagsschlaf ist toll, aber nicht bei Schlafstörungen

Meine Brüder Herbert, Willy und ich wurden jeden Tag, wirklich jeden Tag verdonnert zu einem Mittagsschlaf. Mit »chillen« hatte das nichts zu tun, das war Teil eines eisernen Programms: Schule, Essen, dann kam für mich das Kommando Spülbürste, Willy war mein treuer Abtrockner, Herbert leistete im Hintergrund Ersatzdienst an der Ukulele. Kaum war der letzte Teller verstaut, mussten wir uns hinlegen.

Bis ich zwölf Jahre alt war, ging das so. Was habe ich mich dagegen gewehrt! Es gab Zank und Streit, meine Freunde standen draußen vor dem Fenster, klopften an die Scheibe: »Der Didi muss raus zum Fußball kommen! Wir brauchen ihn doch als Mittelstürmer!« Keine Chance, kein Pardon. Wenn es um die Mittagsruhe ging, war meine Mutter gnadenlos. Zornig stieg ich in die Federn und erwachte zwei Stunden später komplett platt. »Siehst du, wie nötig das war?«, sagte meine Mutter. Dass mich nicht die Schule, sondern der Mittagsschlaf gerädert hatte, wusste sie damals nicht – und auch ich verstand es erst viele Jahre später:

Kurz und früh – das sind die beiden entscheidenden Regeln. Ein Mittagsschlaf sollte nicht länger dauern als 20 oder 30 Minuten, und idealerweise sollte er vor 15 Uhr abgeschlossen sein. Das tut der Laune, der Aufmerksamkeit und der Gedächtnisleistung gut, ohne den Nachtschlaf zu stören.

Stundenlange Mittagsschläfchen bringen die innere Uhr aus dem Takt. Wenn Sie am Tag sehr lange Nickerchen halten, und dies auch noch spät, wirkt sich das negativ auf Ihren Nachtschlaf aus: Über den Nachmittag und Abend baut sich zu wenig Schlafdruck auf, das Einschlafen dauert ewig, und nachts werden Sie häufiger wach.

Das gilt allerdings nur, wenn Sie Ihr Leben um einen einzigen (»monophasischen«) Sieben-Stunden-Nachtschlaf herum gebaut haben – was bei den meisten Menschen in Beruf und Ausbildung hierzulande der Fall ist. In südlichen

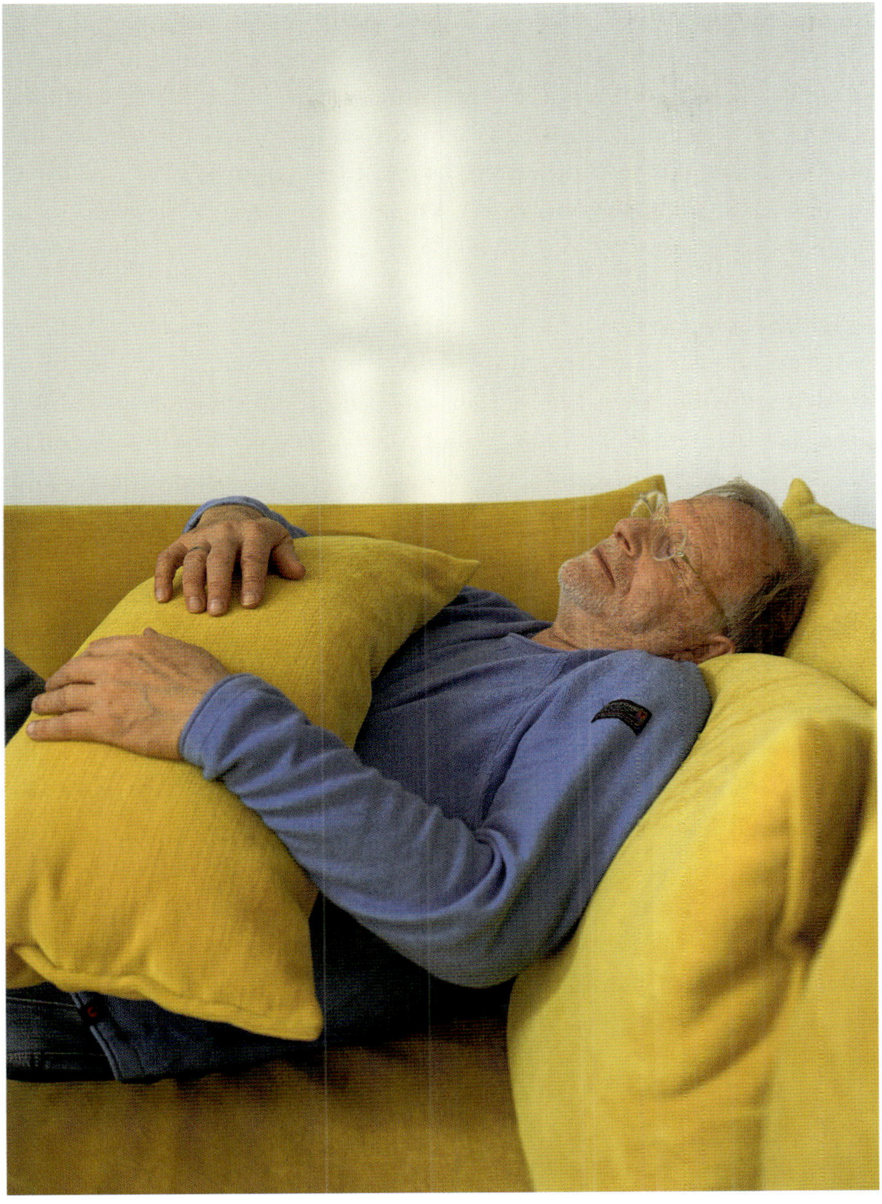

Ländern, die zwischen 14 und 17 Uhr noch ihre Siesta-Kultur pflegen (es werden leider immer weniger), ist es anders: Dort ist eine nachmittägliche Ruhepause für alle fest eingeplant, das gesamte öffentliche und soziale Leben ist um diese Pause organisiert, Abendessen gibt es spät, geschlafen wird noch später. Die innere Uhr der Menschen ist an diesen Rhythmus angepasst – sie würde aus dem Takt geraten, wenn man den Mittagsschlaf plötzlich streicht.

Psst, Vater schläft

Mein Vater hat in seiner letzten Lebensphase hauptsächlich geschlafen. Sein Pflegebett stand im Wohnzimmer, dort drehte sich sein Leben um schlafen, gefüttert werden, gewaschen werden, wieder schlafen. Ansprechbar war er in dieser Phase nicht mehr. Aber er war da, er war für uns da. Durch seine pure Anwesenheit hat er mir Kraft gegeben, er lag da wie ein Symbol für die schönen Zeiten des Familienlebens, gemeinsam mit meinen Brüdern und seinen Eltern, das zu diesem Zeitpunkt schon lange vorbei war, das auch nicht immer nur schön gewesen ist. Doch in der Zeit des Abschiednehmens, als ich meinen schlafenden Vater immer wieder anschaute, seinen flachen Atem beobachtete, die Furchen in seinem Gesicht betrachtete, habe ich in mir selbst Frieden mit ihm geschlossen. Das war ein wichtiger Schritt für mich, er hat mein Leben verändert – und deshalb finde ich es so wichtig, den Schlaf eines alten Menschen eben nicht nur als Pflegeaufgabe zu sehen, sich eben nicht nur heimlich zu wünschen: »Wäre es doch schon vorbei.« Wir wissen es ja auch nicht genau, von außen können wir es nicht sehen: Vielleicht hatte sich mein Vater in einen Zustand tiefster Meditation begeben, der auch für ihn wichtig war? Wer weiß?

Eine schöne, alte Idee

Die Idee zu **Non-Sleep Deep Rest (NSDR)** stammt von Dr. Andrew Huberman, einem Neurowissenschaftler an der Stanford University. Sein Versprechen: in gut zehn Minuten so tief entspannen wie bei einem Mittagsschlaf – **ohne tatsächlich zu schlafen** – und so **das Groggy-Gefühl nach dem Aufwachen vermeiden**.

NSDR geht zurück auf die indische Praxis des **Yoga Nidra** (»Schlaf des Bewusstseins«). Es ist eine geführte Meditation, bei der Körper und Geist in einen Zustand zwischen Wachen und Schlafen geführt werden sollen. Dass das im Sinne der modernen Medizin funktioniert, lässt sich zum Beispiel am sinkenden Cortisolspiegel messen.

TIPP

Gegen das Groggy-Gefühl hilft auch ein Espresso direkt vor Ihrem Tages-Nickerchen. Das Koffein weckt Sie nach 20 bis 30 Minuten auf und gibt Ihnen einen Zusatzschub für den Nachmittag.

Wichtig zu wissen: **NSDR ist kein Ersatzprogramm für Menschen, die meinen, echter Schlaf sei Zeitverschwendung**. Die tiefen Regenerationsprozesse des echten Schlafs – Zellreparatur, Gedächtniskonsolidierung – passieren nur, wenn wir wirklich schlafen.

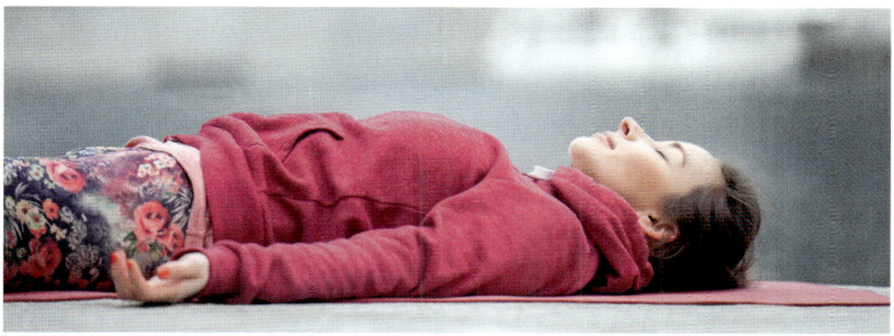

Was unser Hirn macht, wenn wir schlafen

Seit ich ein Kind war, habe ich eine Spritzenphobie, und zwar, wie man hier im Ruhrpott sagt: in Schlimm, mit Ohnmacht, das ganze Programm. Und: Seit ich als Jugendlicher über ein Buch über Kung Fu gestolpert bin, ganz zufällig, fasziniert mich Chinas Kultur, und je mehr ich mich mit Medizin befasste, desto mehr faszinierte mich auch Chinas Medizin – zum Beispiel Akupunktur. Vor diesen Nadeln hatte ich verrückterweise keine Angst.

Und jetzt kommt's: Ich erinnere mich gut an eine Nacht, aus der ich erwachte mit der Idee: Könnte man das nicht zusammenpacken: Akupunkturnadeln und Spritzen? Da war sie, die Idee zu der von mir entwickelten Mikrotherapie, bei der superfeine Sonden unter millimetergenauer Sicht im Computertomographen oder MRT direkt an die Gelenke oder Wirbelsäule geführt werden, um zu operieren oder um schmerzlindernde oder regenerierende Medikamente zu geben. Ich bin mir sicher, dass Ihnen so etwas Ähnliches auch schon passiert ist: Sie legen sich mit einem Problem aufs Kopfkissen und stehen mit einer Idee wieder auf.

Wo sich Traumwelten und Geistesblitze begegnen

Jedes Mal, wenn wir schlafen, baut unser Hirn ungefragt neue Ideen – das kann Unfug sein, das können aber grundstürzend innovative Gedanken sein –, und dazu gibt es viele wahre Geschichten: Wie das Benzol-Molekül aufgebaut ist, verstand Friedrich August Kekulé, als er von einer Schlange träumte, die sich selbst in den Schwanz biss. Heureka, das Molekül ist ein Ring! Es war dieser Geistesblitz, auf den die Farbstoffhersteller Bayer, Hoechst und BASF ab 1860 ihren Welterfolg aufbauten.[31] Gut hundert Jahre später wachte Paul McCartney mit einer Melodie im Kopf auf. Er setzte sich ans Klavier und sang: »Scrambled

Egg, Oh My Baby, How I Love Your Leg!« Singen Sie das jetzt mal zur Melodie von »Yesterday«. Ja, so ist der Beatles-Welthit entstanden.[32]

Wie produziert das Gehirn solche Sachen? Fangen wir an mit dem »Wann«: In der ersten Nachthälfte wiederholt das Gehirn neue Eindrücke. Der Hippocampus – unser persönlicher Zwischenspeicher im Kopf – spielt die Erlebnisse des Tages immer wieder ab, bis sie sicher in der Großhirnrinde abgelegt sind. **Das ist unser nächtliches Back-up-System. Es läuft ab im Slow-Wave-Sleep (SWS), also in der Tiefschlafphase**. Im Tiefschlaf sortiert das Gehirn unsere Erinnerungen, damit wir uns wichtige Dinge dauerhaft merken können. Besonders gestärkt wird dabei das, was für unsere Zukunft relevant ist; was nicht so wichtig ist, das vergessen wir. Spannend: **Schlaf verändert unsere Erinnerungen** sogar ein bisschen, damit wir aus unbewusst Gelerntem leichter wieder bewusstes Wissen machen können.[33]

In der zweiten Nachthälfte tauchen mehrere Traumphasen auf – der sogenannte **REM-Schlaf** (REM steht für »Rapid Eye Movement«, weil wir in dieser Schlafphase die Augen unwillkürlich hin und her bewegen). Jetzt übernimmt ein anderes Netzwerk die Kontrolle: Es verknüpft frisch Erlebtes mit alten Erinnerungen und spinnt neue Zusammenhänge – oft eben solche, die wir im Wachzustand so nie zusammengebracht hätten, weil unser Verstand (er sitzt im präfrontalen Kortex) sie zu verrückt gefunden und abgewürgt hätte. In der REM-Phase hat er Pause, und unsere Träume spielen verrückt – so wie Kinder, die die schrägsten Dinge dann tun, wenn die Eltern nicht gucken, und sich gerade deshalb prächtig entwickeln. Als Erwachsene brauchen wir genau das. Wir fühlen wir uns nur dann rundum wohl, wenn unser Hirn sich nachts austoben darf. Es geht beim Schlafen eben nicht nur um »Akku laden« – es um die Chance für unser Hirn, sich vernünftig um unser Gedächtnis zu kümmern und dabei ein bisschen unvernünftig sein zu dürfen.

Stay cool (Aber nicht zu cool!)

Nachts will der Körper runterfahren, auch seine Temperatur. Abkühlen hilft beim Einschlafen und auch beim Heilen. Für viele Menschen liegt die ideale Schlaftemperatur irgendwo zwischen 15 und 18 Grad. Aber das ist Geschmackssache: Die einen schlafen besser bei gemütlichen 20 Grad oder noch wärmer, andere lieber bei frischen 14 Grad oder noch kälter. Die eine universell perfekte Raumtemperatur für alle gibt es nicht.

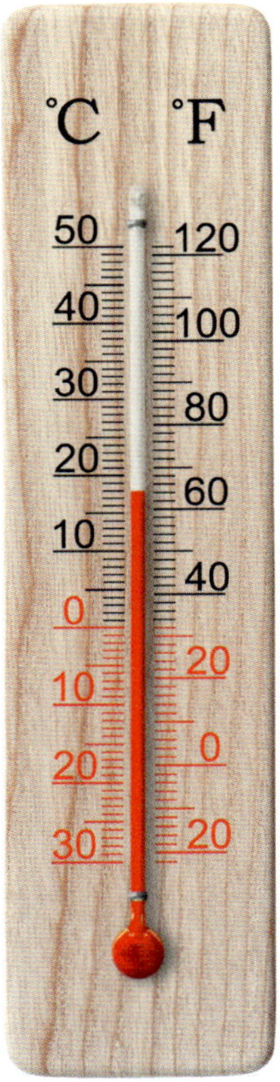

Bei uns allen gleichermaßen aber gibt es eine Besonderheit in der Traumphase: Das Gehirn braucht dann sehr viel Energie. Es braucht so viel Energie, dass für die Regulation der Körpertemperatur nicht mehr viel übrig bleibt. Deshalb bemerken wir in dieser Phase nicht, wenn wir die Bettdecke weggestrampelt haben und auskühlen. Ungünstig ist es trotzdem. Denn nach dem Aufwachen muss unser Körper wieder auf seine Betriebstemperatur hochlaufen, was so viel Energie kostet und sich so unangenehm anfühlt, dass es den Erholungseffekt des Schlafes ein Stück weit torpediert.

Frieren kann den REM-Schlaf auch regelrecht »abwürgen« – das Gehirn priorisiert im Frostfall Überleben statt Geistesblitz. Das erklärt, warum man in kalten Nächten oft das Gefühl hat, gar nicht richtig geschlafen zu haben. Also Vorsicht mit allzu strikten »Unbedingt-kalt-schlafen!«-Regeln. Eine leicht erhöhte Umgebungstemperatur (aber nicht zu warm!) kann die Traumerinnerung und den REM-Anteil tatsächlich verbessern.

Was passiert, wenn sich das Hirn nachts nicht aufräumt

Schaltet das Hirn während der Nacht immer wieder auf Alarmmodus – jagt kurz den Puls hoch, schüttet eine Runde Stresshormone aus –, nennt man das **»Arousal Burden«**. Oft merken Betroffene das gar nicht, ihre Gesundheit leidet trotzdem darunter. Eine Studie mit über 8000 Menschen zeigte, wie gravierend die Folgen sind: Wer nachts dauerhaft häufig unruhig schläft, hat ein deutlich höheres Risiko, früher zu sterben – vor allem an Herz-Kreislauf-Erkrankungen. Dieser Zusammenhang zeigte sich vor allem bei Frauen. **Wachten sie oft auf, hatten Frauen ein bis zu doppelt so hohes Sterberisiko; bei Männern steigt das Risiko um rund ein Drittel.**[34]

TIPP

Wachen Sie nachts oft auf, prüfen Sie doch einmal, warum das so ist: Zimmertemperatur? Geräusche? Matratze? Oft lässt sich Schlaf verbessern, indem man äußere Faktoren verändert.

Und damit zu einem anderen Thema, das viel zu wenig mit Schlafstörungen in Verbindung gebracht wird: **Luzides Träumen oder »Klarträumen«**. Für viele Menschen ist es ein Wunschtraum: Sie stellen sich einen Klartraum vor wie Netflix, nur, dass sie selbst in der Hauptrolle sind, dass sie selbst bestimmen, was passiert, und auch noch fliegen können. Klingt faszinierend, ist aus medizinischer Sicht aber kein Träumchen. Denn beim luziden Träumen springen Teile des präfrontalen Kortex – sie werden im REM-Schlaf eigentlich abgeschaltet – wieder an. Das **Bewusstsein schaut also vor der Zeit vorbei und stört das Gehirn beim Back-up,** der nur im Zustand der Bewusstlosigkeit optimal abläuft, Studien zeigen denn auch, dass häufige Klarträumer öfter aufwachen, instabilere REM-Phasen haben und sich tagsüber erschöpfter fühlen.

Falsch abgebogen: Was in Kopf und Körper beim Schlafen schiefgehen kann

Kopf und Körper machen im Schlaf ihr eigenes Ding – und dabei kann eine Menge schiefgehen: Das Hirn steigt in die Grübelschleife, der Atem läuft nicht rund, im Kopfkino geht ein Horrorfilm los, die Beine wollen losmarschieren. Vieles davon ist verstörend, doch nur wenig ist wirklich gefährlich.

Augen zu, Grübelmaschine an

Endlich liegt man im Bett, freut sich auf den Schlaf, schon geht im Hirn das Licht an. Bäm! »Warum war die Kollegin so grumpy? Habe ich die Garage abgeschlossen? Wo ist eigentlich die Katze?« So geht es immer weiter – willkommen in der Grübelschleife.

TIPP

Cognitive Offloading nennt man das bewusste Entladen des Geistes am Abend: Schreiben Sie fünf Minuten lang auf, was am nächsten Tag wichtig ist. Oder diktieren Sie es. Dann steht die To-do-Liste auf Ihrem Papier oder im Smartphone und muss auf dem Kopfkissen nicht mehr zergrübelt werden.

Der Witz des Grübelns besteht darin, dass man Dinge immer und immer wieder durchdenkt und dabei *nicht* zu einer Lösung kommt. Eine Endlosschleife aus Gedankenmüll, die das Gehirn in Alarmbereitschaft hält, statt es einschlafen zu lassen. Funktioniert sogar ohne »Worry« (Sorgen um die Zukunft) oder »Rumination« (Sorgen um Vergangenes) – man kann sich auch bis früh um zwei Uhr den Kopf darüber zerbrechen, wo bei Krabben die Ohren sitzen.

Manche Menschen denken sich schon tagsüber in die Schlaflosigkeit hinein: Sie grübeln darüber, dass sie abends sicher wieder nicht einschlafen können. Ein Teufelskreis, weil das Gehirn auf diese Weise im Langzeitgedächtnis abspeichert, das Schlaf keine erholsame Sache ist, sondern Stress. Was hilft? Nicht »weniger grübeln«, sondern die Grübelwolke dingfest machen.

Hypersomnie: Alle wach, einer schläft

Mitten auf einer endlosen amerikanischen Landstraße bricht ein junger Mann zusammen und schläft ein. Wenig später erwacht er desorientiert und setzt seinen Weg fort – so zeigt der Film »My Private Idaho« (1991) die Narkolepsie seiner Hauptfigur. Für mich war es eine der ersten Begegnungen mit dieser Krankheit. Ich bin bis heute froh, dass dieser Film schon vor so vielen Jahren so vielen Menschen so erfolgreich gezeigt hat, dass es Schlafkrankheiten überhaupt gibt und wie belastend es ist, damit zu leben. Bei Narkolepsie werden Betroffene ganz plötzlich von Schlaf überrannt, selbst mitten im Satz und verbunden mit Kataplexie: Die Muskelkraft ist plötzlich weg, und sie klappen zusammen.

TIPP

Narkolepsie ist nicht heilbar, aber gegen die Tagesschläfrigkeit lässt sich etwas tun. Oft werden Stimulantien eingesetzt (wie bei ADHS) und Antidepressiva. Wenn Sie betroffen sind: Lassen Sie sich unbedingt behandeln!

Oft bricht die Krankheit im Jugendalter aus. Warum, weiß man oft nicht: Es kann eine genetische Veranlagung sein, eine Infektion oder eine Autoimmunreaktion, bei der im Hypothalamus Nervenzellen zerstört werden, die **Orexine** produzieren – das sind Peptide, die unseren Schlaf-Wach-Rhythmus regulieren. Narkoleptiker leiden oft zusätzlich unter Halluzinationen beim Einschlafen oder Aufwachen und unter Schlaflähmungen.[35] Die Krankheit ist selten, pro 100 000 Menschen sind 25 bis 50 betroffen. Rein rechnerisch leben in Deutschland also etwa 40 000 Menschen mit Narkolepsie – ich finde das ziemlich viel.

Atmungsstörungen: Schnarchen und Apnoe

Es ging wohl damit los, dass der Mensch sprechen lernte: Sein Rachenraum gibt dem Gaumensegel Platz zu vibrieren, und eben auch: zu schnarchen. **Jede Nacht nerven in Deutschland rund 30 Millionen Schnarcher ihre Mitmenschen**, im mittleren Alter verteilt sich das nächtliche Sägen auf 60 Prozent Männer und 40 Prozent Frauen. Ausgelöst wird das Schnarchen zumeist durch eine ungünstige Architektur des Nasen- und Rachenraums. Manche Menschen haben eine zu dicke Zunge, ein ungewöhnlich langes Zäpfchen und dann auch noch eine ungünstig gebaute Nasenscheidewand. Ein fliehendes Kinn geht oft einher mit einer schlaffen Rachenrückwand, und bei Übergewicht lagert sich Fettgewebe um die Atemwege ab, was diese während des Schlafs zusätzlich verengt. Alkohol, Rauchen oder Rückenlage verstärken das Problem, aber nicht wenige Schnarcher schnarchen auch in Seitenlage munter weiter – denn bei starkem Übergewicht kann eine »Fettzunge« entstehen.[36]

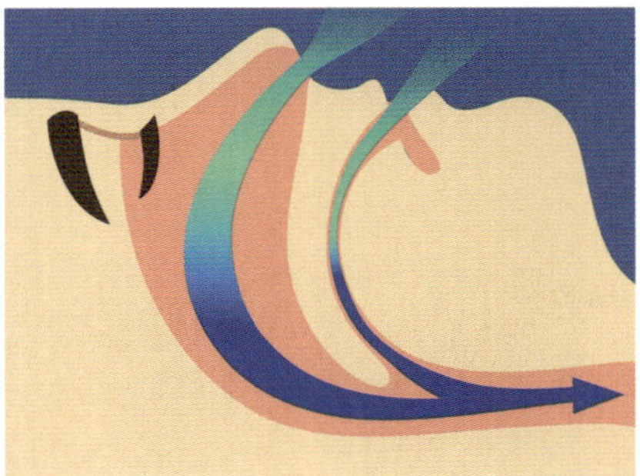

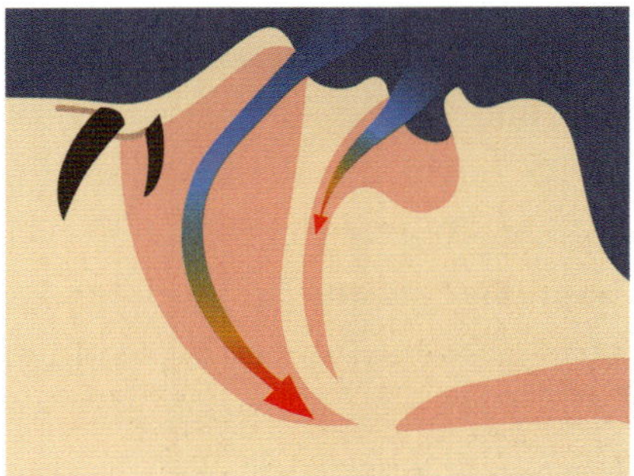

☞ **Als probates Mittel gegen Schnarchen gilt eine Art Zahnspange (Protrusionsschiene),** die den Unterkiefer beim Schlafen nach vorne schiebt, um den Zungenrückfall mit der damit verbundenen Verengung des Rachenrums zu verhindern – fragen Sie Ihren Zahnarzt. Ihr HNO-Arzt berät Sie zu Nasenpflaster, Zungenfixierungen oder zur Lage Ihrer Nasenscheidewand. Und: Im

Bettengeschäft finden Sie spezielle Kissen, mit denen Sie versuchen können, Ihre Kopflage zu optimieren.

Ein schnarchender Partner ist schon anstrengend genug. Wenn der jedoch regelmäßig aufhört zu atmen, um dann plötzlich, mit großem Getöse, doch wieder nach Luft zu schnappen, wird es der Partnerin Angst und Bang (meine Frau kann Ihnen ein Lied davon singen). **Schlafapnoe ist eine Atemstörung, bei der sich die Atemwege im Schlaf wiederholt verschließen.**

Ursache ist ein Zusammenspiel aus zu viel Körpergewicht und zu schlaffer Rachenmuskulatur – ein typisches Leiden älterer Menschen. Wer allein schläft, merkt die Störung möglicherweise gar nicht. Das ist tückisch: Durch die wiederkehrende Sauerstoffnot entstehen Entzündungen und oxidativer Stress im Gehirn, die die Denkfähigkeit und Stimmung deutlich dämpfen. Dazu kommt ein erhöhtes Risiko für Bluthochdruck, Herzinfarkt, Schlaganfall, auch Nieren und Stoffwechsel können leiden. Weil die nächtliche Unterversorgung die Nervenzellen im Hirn belastet, steigt auch das Risiko für Parkinson.

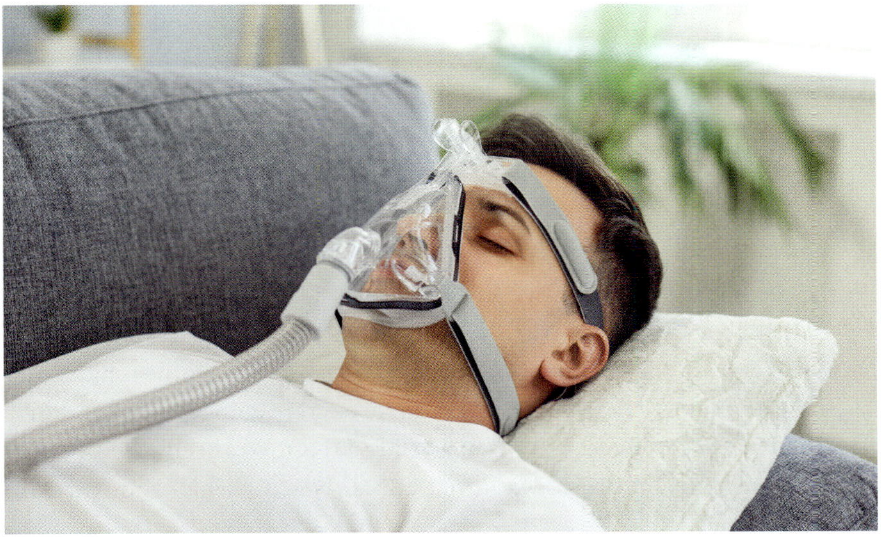

☞ **Die beste Therapie ist die nächtliche Atemmaske,** die bei verminderter Bindegewebsspannung automatisch mit Gegendruck die Atemwege offen hält – CPAP heißt sie, und sie wirkt hervorragend. Wenn Adipositas eine Rolle spielt – was häufig der Fall ist –, lassen Sie sich medizinisch unterstützen. Adipositas ist keine schlechte Angewohnheit, sie ist eine Krankheit.

Bewegungsstörungen: Zappelbeine und Feuerfüße

»Herr Professor, meine Zappelbeine machen mich wahnsinnig!« Ich erinnere mich gut an die Patientin, die mitten in der Nacht durch den Stationsflur stapfte, immer hin und zurück. Das **Restless-Legs-Syndrom (RLS), heute auch Willis-Ekbom-Krankheit** genannt – raubt vielen Menschen den Schlaf. Etwa drei Prozent der Erwachsenen sind betroffen, Frauen häufiger als Männer.[37] Ursache ist meist ein Ungleichgewicht im Gehirn: zu wenig Eisen, zu viel Dopamin. Auch die Gene können eine Rolle spielen, es gibt ganze Familien mit Zappelbeinen.

☞ **Was hilft? Zuerst einmal: Eisen prüfen.** Ein Mangel lässt sich oft leicht beheben – und manchmal verschwindet damit auch das Zucken. Bewegung am Tag, weniger Kaffee, feste Schlafzeiten – das klingt banal, wirkt aber. Wenn es stärker wird, können Medikamente helfen, fragen Sie Ihren Hausarzt.

Einen anderen Patienten, es war ein älterer Herr, trieben nachts seine eigenen Füße in die Verzweiflung. Hinter **Burning Feet,** »brennenden Füßen«, stecken Nervenstörungen, häufig ausgelöst durch Diabetes, da hoher Blutzucker die feinen Nervenenden schädigen kann. Auch zu viel Alkohol oder zu extreme Diäten können die Füße brennen lassen: Beides ist oft verbunden mit einem Mangel an B-Vitaminen – und darauf reagieren Nerven empfindlich. Grund können auch hormonelle Dysbalancen sein (Schilddrüse!) oder Infektionen.

☞ **In der Praxis Blutzucker, B-Vitamine und Schilddrüse messen lassen, bei Störungen gegensteuern.** Unabhängig davon schaffen sanfte Bewegung, Fußmassagen, Akupunktur, Akupressur und kühle Fußbäder Linderungsgefühle. Manchmal braucht es Geduld, denn Nerven heilen sehr, sehr langsam.

Parasomnien: Wenn das Kopfkino Horror liebt

Stress, Schlafmangel, psychische Belastungen oder bestimmte Medikamente wie Betablocker oder Antidepressiva: **All das kann Albträume befeuern.** Das Gehirn kommt dann in der REM-Phase mit der Verarbeitung von Erlebnissen ins Schleudern und spielt die starken Gefühle nachts noch einmal ab, oft verdichtet mit früheren schlimmen Erlebnissen und verschoben in andere Kontexte – statt friedlich zu sortieren, was wir erlebt haben.

Nach traumatischen Erlebnissen tauchen Albträume besonders oft auf; sie gehören zu den typischen Begleitern einer **posttraumatischen Belastungsstörung:** Unser Alarmzentrum, die Amygdala, läuft in der Nacht genau dann auf Hochtouren, wenn die Kontrolle aus dem präfrontalen Kortex nachlässt. Kein Wunder, dass sich die Gefühle im Traum übermächtig anfühlen.

Sich in einem endlosen Haus verirren, verfolgt werden, aus einem Flugzeug fallen … Albträume fühlen sich furchtbar an, sie sind aber per se keine Krankheit. Erst wenn sie regelmäßig auftreten und die Nacht zum Horrortrip machen, sollten Sie mit Ihrer Ärztin oder Ihrem Arzt über eine mögliche Albtraumstörung sprechen.

☞ **Am wirksamsten ist die sogenannte Imagery Rehearsal Therapy (IRT).** Dabei wird der Traum im Wachzustand bewusst umgeschrieben – man erinnert sich an ihn, verändert das Ende, stellt sich die neue Version wiederholt vor. Das Gehirn soll auf diese Weise die alte Geschichte verlernen und sich die neue, schönere Story einprägen.

Man wacht auf, öffnet die Augen, das Bewusstsein ist voll da, aber der Körper reagiert nicht. Mir ist es zum Glück noch nie passiert, eine **Schlafparalyse** muss sich schrecklich anfühlen – vor allem, wenn man noch Gefühl hat, eine andere Person sei im Raum. Arg!

Normalerweise ist der Körper in der REM-Phase völlig stillgestellt – eine Schutzfunktion, damit wir unsere Träume nicht wild ausagieren und uns dabei in Gefahr bringen. Ganz selten aber wird unser Bewusstsein wach, bevor diese Muskelblockade aufgehoben ist – und fängt dann auch noch an zu halluzinieren. Etwa acht Prozent der Menschen erleben so etwas mindestens einmal im Leben, häufiger bei Schlafmangel, bei unregelmäßigem Schlaf, Jetlag, Schichtarbeit oder starkem Stress. Eine schreckliche Vorstellung, oder?[38]

☞ **Schlafparalyse ist zwar beängstigend, aber harmlos. Sie verschwindet von selbst, man muss nur abwarten**, bis der Körper aufwacht. Langsames, tiefes Atmen hilft oder das Bewegen kleiner Muskeln, etwa der Zehen oder Augen. Was hilft? Regelmäßige Schlafenszeiten.

Schlafwandeln, medizinisch Somnambulismus, entsteht in der Tiefschlafphase, also in der Zeit, in der das Gehirn normalerweise komplett abgeschaltet ist. Bei manchen Menschen aber wird dieser Schlaf instabil – die motorischen Areale und Gleichgewichtssysteme im Gehirn wachen dann auf und lassen den Körper umherwandern, während das Bewusstsein weiterschläft. Kinder erleben das häufiger als Erwachsene – bis zu sieben Prozent von ihnen wandeln gelegentlich nachts umher. Bei den meisten verschwindet das in der Pubertät wieder.

In seltenen Fällen bleibt es bestehen. Dann sind oft **Stress, Schlafmangel oder Medikamente** die Auslöser. Schlafwandeln ist nicht ganz so amüsant, wie es klingt: Etwa 40 Prozent der Schlafwandler verletzen sich bei ihren nächtlichen Spaziergängen.[39]

☞ **Entspannungstechniken können Schlafwandel-Episoden reduzieren,** weil Schlafwandeln häufig in Zusammenhang mit Stress, Schlafmangel oder

Angst auftritt. Sind Schlafwandler im Haus, immer Türen und Fenster verriegeln und Stolperfallen wegräumen. Wichtig: Bitte nicht abrupt aufwecken!

Hitzewallungen: Schlaflos durch die Wechseljahre?

Manchmal trifft man Frauen um die 50, die mitten im Winter im T-Shirt im Café sitzen – die Rede ist von Hitzewallungen. Fast die Hälfte aller Frauen in den Wechseljahren kennt auch Nächte, in denen die Bettdecke plötzlich viel zu warm ist, das Herz klopft oder sogar stolpert, vielleicht noch eine Angst in den Nacken kriecht, Panik sich breitmacht, der Schlaf jedenfalls früh um vier Uhr zu Ende ist und der nächste Tag im Eimer.

Eigentlich sind die Hitzewallungen ein Missverständnis des Gehirns, genauer gesagt des Hypothalamus. Der hat bisher die Körperwärme wie ein »Thermostat« auf Kurs gehalten, dann sinkt plötzlich der Östrogenspiegel, und er interpretiert diese Schwankung als Überhitzung. »Alarm, zu warm!«, funkt er – und der Körper startet das volle Kühlprogramm: Gefäße auf, Schweiß an, Puls hoch. Alles wegen eines Übersetzungsfehlers.

☞ **Nicht jede Frau will oder darf Hormone nehmen** – und das ist auch nicht immer nötig. Es gibt sehr wirksame Alternativen. Zum Beispiel die **kognitive Verhaltenstherapie für Insomnie, kurz CBT-I** (ich komme in Kapitel 5 darauf zurück). Auch regelmäßige **Bewegung** und eine gute Schlafroutine helfen. Und: **Vermeiden Sie Blutzuckerspitzen.** Kurz nach Limo oder Süßkram steigt der Blutzucker an und stürzt anschließend rapide ab. Das bringt nicht nur Insulin in Wallung, sondern auch Cortisol und über hormonelle Feedback-Schleifen eben auch Östrogen, und irritiert damit Ihr »Thermostat«. Mit ballaststoffreichen, proteinreichen Snacks sparen Sie sich einige Wallungen. Besprechen Sie dies am besten mit der Frauenärztin Ihres Vertrauens.

Hurra, das Schlaflabor kommt nach Hause

Wenn Sie bei sich – oder bei dem Menschen, mit dem Sie Ihr Bett teilen – den Verdacht auf eine Schlafstörung haben, sprechen Sie das zuerst in Ihrer Hausarztpraxis an. Ihre Ärztin oder Ihr Arzt schickt Sie dann wahrscheinlich zu einem Schlafmediziner, und der gibt Ihnen einen Termin im Schlaflabor. Dort werden Sie am Abend verkabelt zum Schlafen geschickt: Sensoren messen Atmung, Bewegungen und Gehirnströme, oft läuft auch eine Videoaufzeichnung mit. Manchmal wird vor einer Schlaflabor-Untersuchung auch eine Nasen-Rachen-Endoskopie unter Vollnarkose durchgeführt, um den Ursprung des Schnarchens genauer zu finden.

Bislang sind Schlafanalysen leider selten interdisziplinär organisiert. Meist werden sie von Lungen- oder HNO-Ärzten, Internisten oder Kardiologen angeboten, jeder pflegt seinen eigenen Blickwinkel.

Dabei ist **Schlafmedizin ein Thema für interdisziplinäre Teams:** Atmung, Herz, Hormone, Psyche, Lebensstil – alles greift ineinander. Gut also, dass die

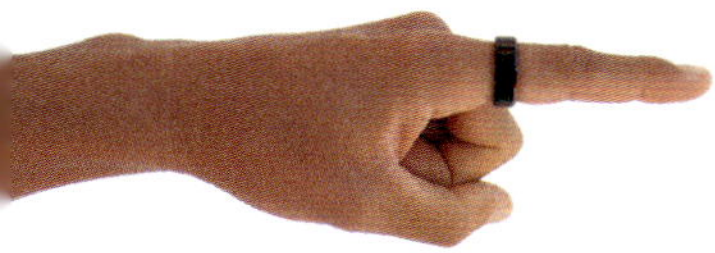

Dinge jetzt in Bewegung kommen: Ich sehe, dass immer mehr speziell ausgebildete Somnologen (so heißen Schlafmediziner in der Fachsprache) wie etwa der Pionier Dr. Michael Feld aus Frechen, an ambulanten Konzepten arbeiten. So können viele Messungen zu Hause stattfinden, was meiner Erfahrung nach auch zu guten Messergebnissen führen kann. Ich jedenfalls schlafe mit Kabeln am Körper eher nicht so gut.

Zu Hause erfassen smarte Armbanduhren, Schlafringe oder Sensoren im Bett Daten, die früher nur im Schlaflabor zu bekommen waren. Mittlerweile gibt es Messgeräte (Zweikanalscreener), die neben der Atmung und dem Sauerstoffgehalt im Blut auch die Herzvariabilität (HRV) und Pulswellenlaufzeit (PWV) aufzeichnen. **Beide Werte können Stress im Schlaf sichtbar machen** – und auf diese Weise anzeigen, wie sich Ihr Schlaf von Monat zu Monat verbessert! So sehen Sie klar, was Ihnen geholfen hat. Auch Schnarch-Apps können helfen, den Weg zu besserem Schlaf zu finden. Lassen Sie sich beraten.

Die Perfektionismus-Falle

Manche Menschen schlafen nicht gut, weil sie zu krampfhaft versuchen, gut zu schlafen. Am Abend horchen sie ängstlich in sich hinein: »Bin ich schon müde genug? Was, wenn ich nicht müde genug werde? Was, wenn ich nicht einschlafen kann?«

Beim Einschlafen horchen sie wieder ängstlich in ihren Körper: »Schlafe ich schon? Wie lang brauche ich heute zum Einschlafen? Werde ich exakt acht Stunden schlafen können? Was ist morgen, wenn ich das nicht schaffe?« Und schlafen deshalb nicht ein.

Am Morgen dann der Blick auf den Schlaftracker: »Nur 58 Prozent Schlafqualität, eine Katastrophe!« Zur Sicherheit gehen sie am Abend noch früher ins Bett und liegen dann noch länger wach. **So entsteht ein Teufelskreis aus Sorge und Stress.**

Was hilft? Ablenkung: Die Aufmerksamkeit weg vom Schlaf, weg vom Körpermonitoring schieben, lieber ein schönes Buch lesen, Lieblingsmusik, Wellen- oder Regengeräusche über Spezialgeräte oder Apps hören. Bloß keine Nachrichten auf dem Handy lesen! Und festgefahrene Überzeugungen loslassen! Sagen Sie sich: »Ich mach es mir jetzt gemütlich. Und ganz egal, wie die Nacht wird, morgen mache ich mir einen schönen Tag.«

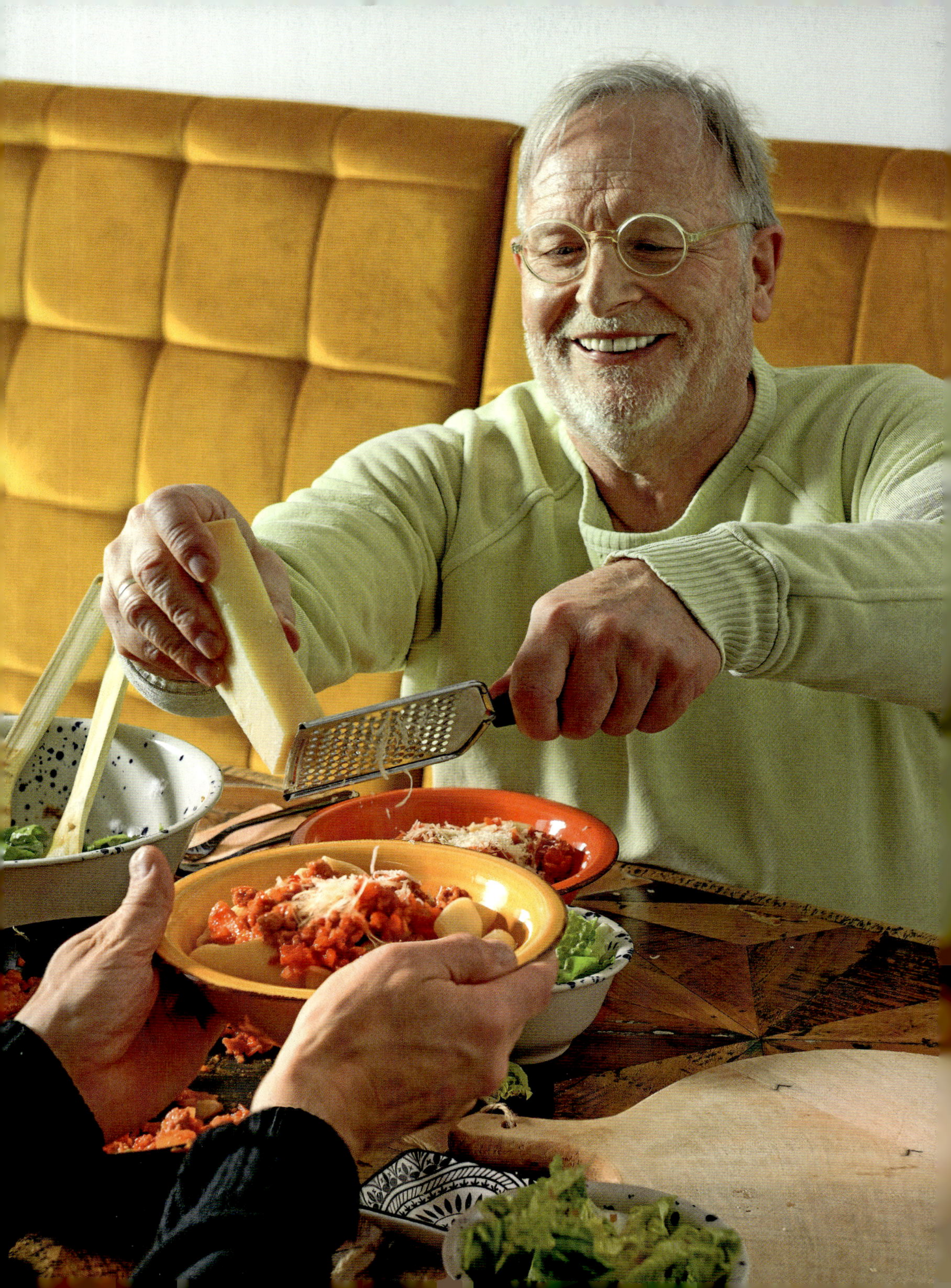

3

Gut essen, gut schlafen

Wie macht der Stoffwechsel in der Nacht?

Tagsüber läuft der Verdauungsprozess schneller und koordinierter ab. Enzyme sind aktiver, die Darmbewegungen stärker, Nährstoffe werden effizienter aufgenommen. In der Nacht, wenn die Körpertemperatur sinkt und Melatonin steigt, fährt der Körper viele Verdauungsprozesse herunter. Wenn wir sehr spät viel essen, bleibt unserem Verdauungstrakt nichts anderes übrig, als gegen unsere innere Uhr zu arbeiten – ich merke das in der Nacht, weil ich dann schlecht schlafe. Es ist auch für den Stoffwechsel nicht gesund: Wer spät noch zum Kühlschrank geht, bringt die Insulinsensitivität seiner Zellen durcheinander, und das ist ein Risikofaktor für Adipositas und Diabetes. Eine leichte Mahlzeit zwei, drei Stunden vor dem Zubettgehen, hilft dem Körper runterzufahren.

Gut trinken, gut schlafen

Gar nicht so einfach, die richtige Menge zu erwischen: Trinkt man tagsüber zu viel, muss man nachts zur Toilette. Trinkt man zu wenig, wacht man mit trockenem Mund und Kopfschmerzen auf. Wenn ich über den Tag zu wenig getrunken habe, merke ich das sehr: Dann habe ich Kopfschmerzen, Nackenschmerzen, manchmal schon am frühen Abend. Das geht nicht nur mir so; viele Menschen haben kein starkes Durstgefühl und trinken schlicht zu wenig. Ich trickse mich aus, indem ich mir zwei 0,75-Liter-Wasser-Flaschen auf den Schreibtisch stelle und mir sage: »Die trinkst du bis heute Abend aus.« Zwischendurch benutze ich sie als Hanteln, dann machen mir die beiden Flaschen auf meinem Tisch mehr Freude.

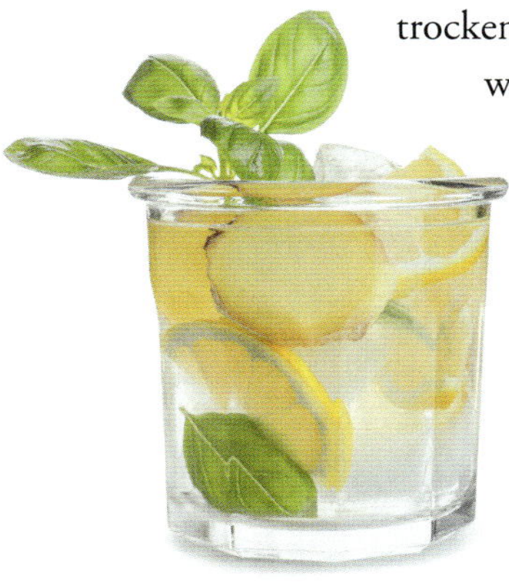

Genug zu trinken ist enorm wichtig: für den Stoffwechsel, für die Bandscheiben, die sich nachts wieder mit Flüssigkeit füllen, für das Gehirn und für die Nerven im ganzen Körper.

Die passende Flüssigkeitsmenge spielt also eine große Rolle bei der Vorbereitung auf guten Schlaf. Und ebenso entscheidend ist, was Sie trinken: Wasser und Tee tun gut. Alkohol und Limonade machen dem Körper zu schaffen. Der Zucker aus der Limo gibt am Abend einen Zuckerflash genau in dem Moment, in dem eigentlich Ruhe einkehren soll. Nicht vergessen: Das gilt besonders auch für Kinder.

Auch Alkohol ist am Abend keine gute Idee. Er macht zwar ein müdes Gefühl, stört aber den Schlaf, vor allem den Traumschlaf. Warum das so ist? Vermutlich setzt sich der Alkohol im Gehirn an die Rezeptoren für GABA und Glutamat. Beide Neurotransmitter können in der ersten Nachthälfte also nicht dort andocken, wo sie sollen. Sie geistern in der zweiten Nachthälfte dann im Übermaß im Hirn herum, stören die wichtige REM-Phase oder wecken Sie komplett auf.[40]

Aus schlafmedizinischer Sicht ist der italienische Apéro direkt nach der Arbeit also eine gute Idee. Übersetzt für den Ruhrpott: »Wenn Bierchen, dann am Nachmittag.« Als Arzt muss ich der Vollständigkeit halber hinterherschieben: »Am besten, Sie trinken keinen Alkohol.«

Am Abend beruhigt sich der Magen

Auch das, was wir tagsüber essen, beschäftigt unseren Körper in der Nacht weiter. Nach dem letzten Bissen fährt der Magen seine Aktivität allmählich herunter: Die Produktion von Magensäure nimmt ab, die Magenbewegungen verlangsamen sich, verbliebener Speisebrei wird in den Stunden nach dem Essen schrittweise in den Dünndarm weitergeleitet. Dort werden Kohlenhydrate, Eiweiße und Fette über viele Stunden hinweg weiter zerlegt und aufgenommen.

Wenn wir – wie empfohlen – zwei bis drei Stunden vor dem Schlafengehen die letzte Mahlzeit zu uns nehmen, ist die Verdauung eines großen Teils der Kohlenhydrate bereits weit fortgeschritten. Proteine werden über mehrere Stunden hinweg weiter abgebaut; fettreiche Speisen beschäftigen den Verdauungstrakt besonders lange weiter, Fleisch bis zu zwei Tage lang.

Im Dickdarm arbeiten Milliarden von Bakterien: Sie verdauen Ballaststoffe, produzieren Vitamine und Fettsäuren und regulieren die Immunabwehr. Auch diese Mikroben arbeiten in ihrem eigenen circadianen Rhythmus und sind nicht erfreut, wenn wir sie mit allzu späten Snacks aus der Routine bringen. Was also sollten wir essen, damit wir gut schlafen? Schauen wir uns die Nährstoffe im Einzelnen an.

Proteine: Gegen Abend werden die Transportproteine, die Aminosäuren in die Zellen schleusen, langsamer gebildet oder sogar vorübergehend heruntergeregelt. Wer sich seine Hauptproteinquelle erst spät am Abend gönnt, nutzt sie weniger effizient. Ein Teil der Aminosäuren bleibt länger im Darm, wo Bakterien sie weiterverarbeiten, manchmal mit Blähungen als Nebenwirkung.

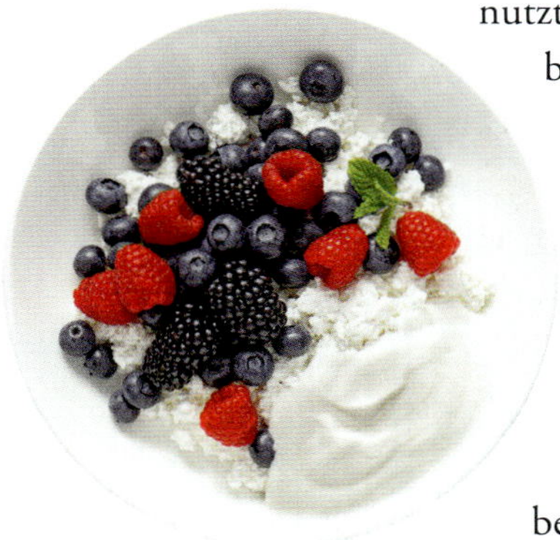

Praktisch heißt das: Morgens und mittags ist die Verdauung optimal auf Eiweiß eingestellt. Ein **Frühstück mit Skyr, Quark oder Rührei** und ein **Mittagessen mit Tofu, Fisch, Geflügel, Hülsenfrüchten oder viel Parmesan** liefern den bestmöglichen Baustoff für Muskeln, Enzyme und Zellen. Auch am Abend dürfen Proteine auf dem Teller sein – nur eben nicht zu spät.

Kohlenhydrate: ohne Glukose keine Konzentration, kein Denken. Aber – und das ist wichtig – es braucht nicht viel Zucker. Das Gehirn braucht Versorgung, keine Überflutung! Wenn wir zu viel Zucker und zu viele schnelle Kohlenhydrate essen (der Klassiker: Weißbrötchen), dann schießt die Bauchspeicheldrüse los mit der Insulinproduktion: immer wieder, immer mehr, und die Zellen – auch die im Gehirn – werden irgendwann taub. Sie hören das Signal nicht mehr richtig. Das nennen wir Insulinresistenz, und das ist nicht nur eine Stoffwechselstörung. Das betrifft den Kopf, die Klarheit, die Energie. Das Gehirn wird müde, träge, überfordert. Und das beeinflusst auch unseren Schlaf. Denn ein Gehirn, das tagsüber zu viel Zucker, zu viele Reize, zu viel Stress bekommt, kann sich abends nicht gut herunterregeln. Der Rhythmus ist dann gestört, und ohne stabilen Rhythmus kein erholsamer Schlaf.

Darum lohnt sich der Blick auf die Zuckerarten, nicht alle wirken gleich: Galaktose zum Beispiel wird langsamer verarbeitet und sorgt für gleichmäßigere Energie. Oder Tagatose und Allulose – neue, spannende Alternativen: kaum Insulinanstieg, kaum Kalorien. Ein Teil davon wird im Darm verarbeitet, nährt dort sogar die guten Bakterien und hilft, den Darm abzudichten.

Die Natur hat das längst verstanden. In der Muttermilch finden wir Laktose – also Glukose und Galaktose – beides in Balance, so fängt es gesund an. Nur: Danach beginnt der Wahnsinn. Schon Babys bekommen gezuckerte Breie, Fruchtsäfte, Kekse. Und das prägt den Geschmack fürs Leben. Das Kind lernt: Süß ist normal. Diabetes ist aber nicht normal.

Darum sage ich: Es geht nicht nur um weniger Zucker. Es geht um *anderen* Zucker. Um die Qualität. **Nicht nur die Dosis macht das Gift, sondern auch das Angebot – und eben auch die Uhrzeit.**

Am Tag brauchen wir Energie, die Muskeln fordern Nachschub, das Gehirn läuft auf Volllast. In dieser Zeit reagiert der Körper sensibel auf Glukose und Insulin, er setzt Zucker effizient in Energie um. Gegen Abend sinkt die Aktivität der Transporter, und das heißt: Wenn Sie spät am Abend größere Mengen an Kohlenhydraten isst, etwa Pasta oder Süßigkeiten, wird die Glukose langsamer abgebaut, und der Körper neigt dazu, sie als Fett zu speichern. Das ist der Grund, warum Schichtarbeit (oder spätes Essen aus Lust und Laune) die Insulinempfindlichkeit stört und langfristig das Risiko für Übergewicht und Diabetes erhöhen kann.

Fette: Auch die Fettverdauung folgt einem klaren Tag-Nacht-Rhythmus. Enzyme, Transportproteine und Gallensäuren, die für die Spaltung und Aufnahme von Fetten notwendig sind, werden tageszeitabhängig gebildet und ausgeschüttet. Besonders am Vormittag und Mittag ist der Dünndarm darauf programmiert, Fettsäuren effizient aufzunehmen – die Aktivität der fettspaltenden Enzyme (Lipasen) und die Ausschüttung von Gallensäuren sind dann am höchsten. Am Abend verlangsamt sich dieser Prozess: Die Produktion von Verdauungssekreten nimmt ab, und die Darmmotilität wird träger, der Körper will Ruhe. Auch die Leber folgt diesem Rhythmus. Tagsüber wandelt sie aufgenommene Fettsäuren bevorzugt in Energie um, nachts baut sie Fettreserven auf.

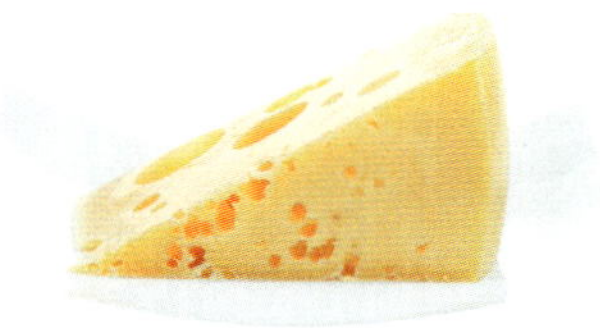

Intervallfasten taugt nicht für alle

Energie, die wir spät aufnehmen, wird also eher als Fett gespeichert. Wäre es da nicht klug, am Abend zu fasten? Die Frage liegt auf der Hand, aber nein, halt, nicht so schnell: Der Zusammenhang zwischen Fasten und Schlaf ist nicht so eindeutig. Was man weiß: Das Timing des Essens beeinflusst den inneren Takt, also den zirkadianen Rhythmus. Bei manchen Menschen kann frühzeitiges Essen mit anschließendem Fasten (zum Beispiel zwischen 8 und 16 Uhr) die Schlafqualität verbessern, weil es den Stoffwechsel entlastet. Das gilt vor allem für Frühaufsteher und Menschen mit regelmäßigem Tagesrhythmus: Sie können ihre Mahlzeiten in die aktive Phase legen, ohne zu leiden. Menschen mit Übergewicht, Insulinresistenz oder metabolischem Syndrom können von dieser Art des Intervallfastens profitieren.

Wann Intervallfasten nicht empfehlenswert ist

Intervallfasten tut vielen Menschen gut, für einige ist es aber nicht geeignet oder sogar schädlich. Dazu gehören:

Menschen mit empfindlichem Blutzuckerhaushalt: Wer zu Migräne neigt oder auf niedrigen Blutzucker stark reagiert, kann durch längere Essenspausen Kopfschmerzen, Schwindel oder Kreislaufprobleme entwickeln.

Menschen mit Schlafstörungen, Burn-out oder chronischem Stress: Fasten kann den Cortisolspiegel erhöhen, das erschwert das Einschlafen oder Durchschlafen ausgerechnet bei den Menschen, die ohnehin schon schlecht schlafen.

Frauen mit hormonellen Schwankungen oder Zyklusstörungen: Bitte sehr vorsichtig sein: Längere Fastenphasen können den Hormonhaushalt zusätzlich destabilisieren und Zyklusstörungen verstärken.

Menschen mit (aktuellen oder früheren) Essstörungen: Fasten kann alte Muster triggern, Heißhungerattacken fördern oder zu Kontrollverlust führen, es richtet mehr Schaden als Nutzen an.

Untergewichtige Menschen: Das Auslassen von Mahlzeiten kann den Stoffwechsel weiter verlangsamen, zu schwerer Verstopfung und zu lebensbedrohlichen Nährstoffmängeln führen, bis hin zu irreparablen Schäden an Hirn, Herz und weiteren Organen.

Kinder und Jugendliche: In Wachstumsphasen hat der Körper einen hohen Energie- und Nährstoffbedarf. Intervallfasten ist für diese Altersgruppe grundsätzlich nicht geeignet.

TIPP

Hören Sie auf Ihren Körper! Wenn Fasten Stress, Unruhe oder Schlafprobleme auslöst, ist eine regelmäßige Mahlzeitenstruktur die bessere Wahl.

Mittel aus der Natur und aus der Apotheke

»Gibt es da nicht etwas, das ich nehmen könnte?« Dieser Gedanke taucht wohl bei den meisten von Ihnen auf, wenn Sie am Abend nicht einschlafen können oder stundenlang wach liegen. Als Arzt kenne ich diese Frage gut, ich stelle sie mir selbst ja auch manchmal. Ja, es gibt Mittel aus der Apotheke, der Drogerie oder aus der Natur, die sinnvoll unterstützen können. Entscheidend ist zu wissen, was wie wirkt, was zu Ihnen passt und was nicht – und »Mittelchen« immer nur als Brücke raus aus der Schlafstörung zu sehen, nicht als Dauerlösung.

Schlafhelfer aus der Natur

Pflanzliche Schlafhelfer sind zwar keine heftigen Schlaftabletten, ihre Wirkung ist aber trotzdem nicht »sanft«. Ganz im Gegenteil: Falsche Dosierung, mangelnde Qualität oder Wechselwirkungen – besonders bei Johanniskraut – können Probleme bereiten. Wichtig zu wissen: Schlaftees oder Dragees mit natürlichen Inhaltsstoffen wirken oft nicht sofort, jedenfalls nicht wie auf Knopfdruck. Und Tees mit Baldrian, Hopfen oder Lavendel wirken doppelt. Einmal wegen ihrer Inhaltsstoffe und einmal als Teil Ihrer persönlichen Abendroutine. Auch eine warme Tasse in der Hand beruhigt.

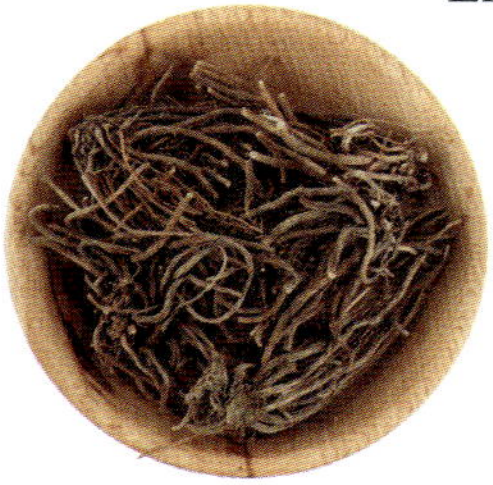

Baldrian (Valeriana officinalis): der Klassiker unter den pflanzlichen Einschlafhilfen. Seine Wurzeln enthalten Valepotriate und ätherische Öle, die am GABA-System wirken – also an denselben Rezeptoren, an denen auch Beruhigungsmittel wie Benzodiazepine ansetzen, nur schwächer. Baldrian kann die Einschlafzeit verkürzen und die Schlafqualität verbessern, vor allem bei Menschen mit leichter Schlaflosigkeit. Er wirkt aber nicht bei jedem gleich gut, und die Präparate variieren stark.

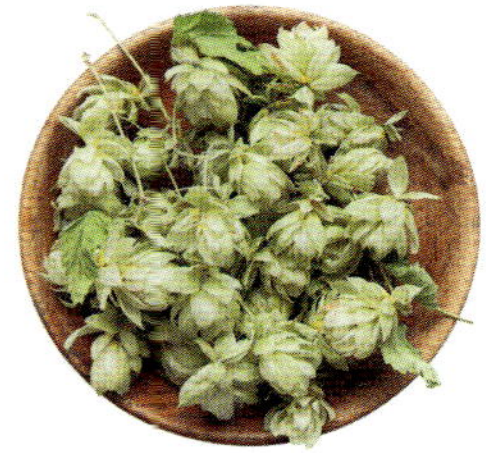

Hopfen (Humulus lupulus): Hopfen enthält Bitterstoffe (Humulon, Lupulon) und Flavonoide, die entspannend und leicht sedierend wirken. In Kombination mit Baldrian zeigt sich eine verstärkte Wirkung auf Schlaf und Unruhe. Hopfen scheint über das GABA-System zu wirken, ähnlich wie Baldrian, aber milder.

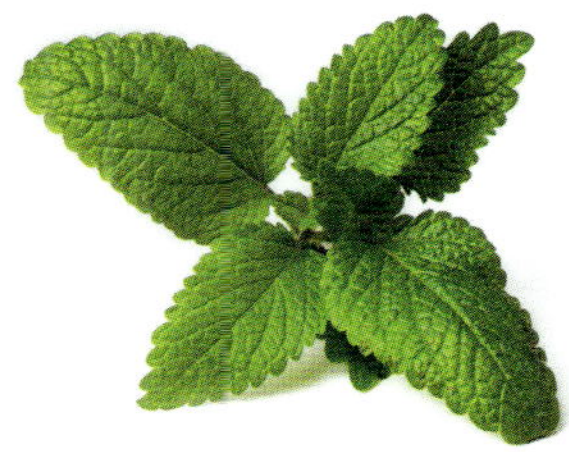

Melisse (Melissa officinalis): Die Zitronenmelisse ist ein Allrounder gegen Nervosität, leichte Angstzustände und Schlafprobleme. Ihre Hauptwirkstoffe – Rosmarinsäure und Flavonoide – wirken angstlösend und leicht schlaffördernd.

Johanniskraut (Hypericum perforatum): Seine Hauptwirkstoffe – Hypericin und Hyperforin – wirken nachweislich antidepressiv, indem sie die Wiederaufnahme von Serotonin und Noradrenalin hemmen. Für leichte bis mittlere Depressionen ist die Wirksamkeit von Johanniskraut gut belegt (wenn man die Geduld hat, es lange einzunehmen) – und kann bei depressiver Stimmung auch zu besserem Schlaf führen. Aber: Es ist kein Schlafmittel im engeren Sinn. Im Gegenteil – bei manchen Menschen kann es anregend wirken. Und es hat Tücken: Es verändert den Abbau vieler Medikamente (Antibabypille, Blutverdünner, Antidepressiva).

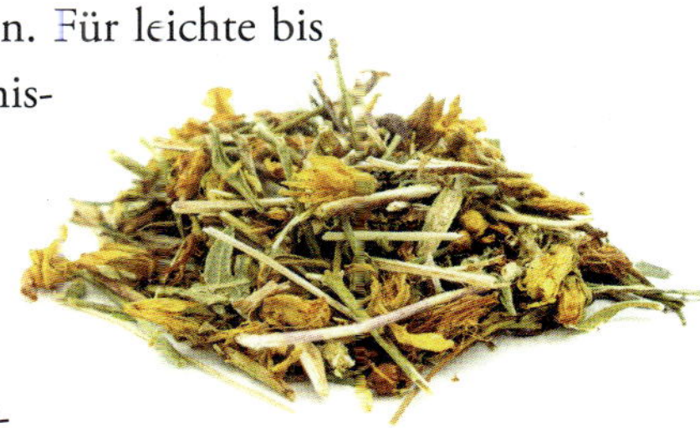

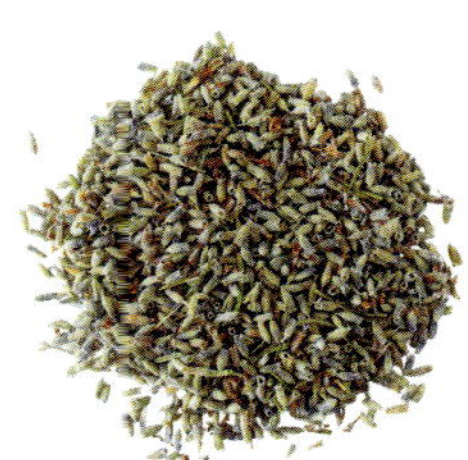

Lavendel (Lavandula angustifolia): Sein Duft entspannt, denn Linalool und Linalylacetat wirken beruhigend, angstlösend und schlaffördernd, vermutlich über Serotonin- und GABA-Rezeptoren. Als Öl, Kapsel oder Duftkissen kann Lavendel vor allem Einschlafprobleme lindern. Der intensive Duft ist aber nicht jedem angenehm.

Düfte: Die Nase ist das kürzeste Tor ins limbische System, unser uraltes Gefühls- und Erinnerungszentrum. Aromatherapie mit Düften wie Lavendel oder Rose verbessern deshalb messbar den Schlaf und senken Stress- und Angstsymptome. Aber Vorsicht: Hochkonzentrierte Öle können Hautreizungen, Kopfschmerzen oder Niesanfälle auslösen.

Supplements sind nicht immer die Lösung

Die Regale für Schlafhelferchen in Drogerien und Apotheken werden immer länger. Manche dieser Nahrungsergänzungsmittel halten, was sie ankündigen, andere sind überschätzt oder sogar kontraproduktiv.

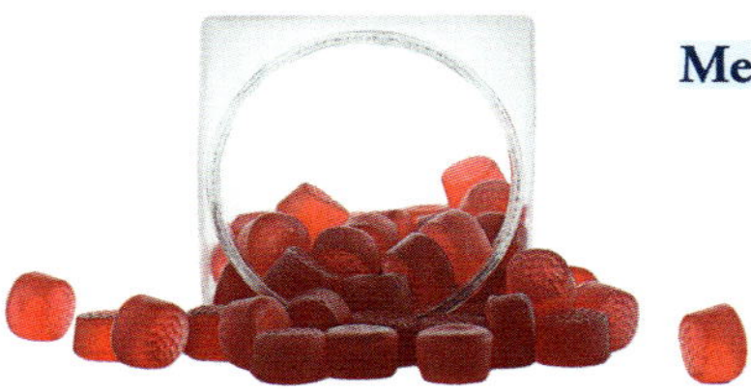

Melatonin: Melatonin ist das körpereigene Schlafhormon – Sie können es mittlerweile als Spray, Pulver, Pille oder Gummibärchen kaufen. Eine niedrige Dosis (0,3–1 mg), etwa 30 Minuten vor dem Schlafengehen eingenommen, kann die Einschlafzeit verkürzen. Wenn Ihr Melatoninspiegel zu niedrig ist, merken Sie einen Effekt; wenn Ihre Hormonbalance stimmt, merken Sie nichts, vielleicht bekommen Sie zusätzlich Kopfschmerzen. Dauerhafte Einnahme ohne medizinische Indikation ist nicht sinnvoll, da Nebenwirkungen auftauchen können. Bei Herzrhythmusstörungen oder gleichzeitiger Einnahme von Herzmedikamenten sollte Melatonin nur nach ärztlicher Rücksprache eingenommen werden.

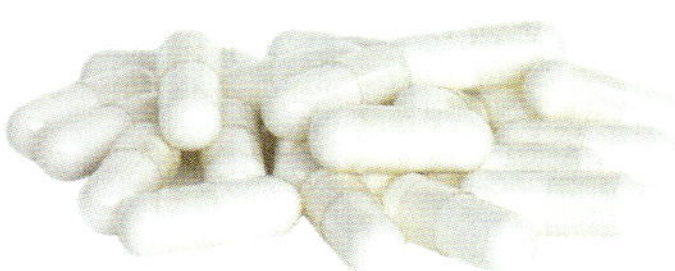

Magnesium: Magnesium entspannt Muskeln, Nerven und Blutgefäße. Es fördert das Gleichgewicht des Nervensystems und kann nächtliche Krämpfe oder innere Unruhe lindern. Magnesiumpräparate können den Schlaf bei älteren Menschen verbessern, wenn tatsächlich ein Mangel besteht. Zu viel davon – vor allem in hochdosierten Präparaten – kann jedoch den Darm überfordern. Also: Magnesium ist gut für den Schlaf, aber nicht, wenn Sie dauernd zur Toilette rennen.

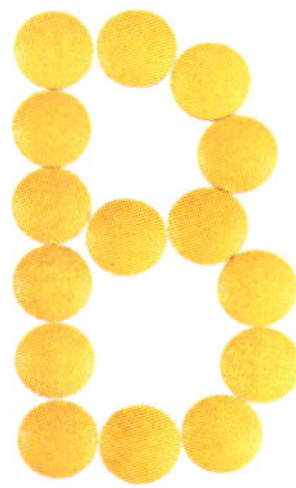

B-Vitamine: Die B-Gruppe ist zentral für Energie- und Nervengesundheit. Besonders B6, B9 (Folsäure) und B12 unterstützen die Bildung von Neurotransmittern wie Serotonin und GABA, die für Entspannung und Schlaf wichtig sind. Theoretisch braucht man diese Vitamine nicht bei ausgewogener Ernährung als Nahrungsergänzungsmittel; wenn Sie sich Blutanalysen anschauen, staunen Sie aber doch, wie oft selbst bei scheinbar topfitten Menschen B-Vitamine fehlen. Ein Mangel kann neben Schlafstörungen auch Müdigkeit, Stimmungsschwankungen und Schmerzen verursachen.

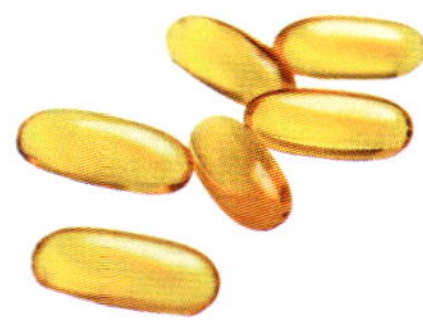

Tryptophan: Diese Aminosäure ist die natürliche Vorstufe von Serotonin und Melatonin. Sie steckt in Nüssen, Hafer, Milch oder Käse. Nahrungsergänzungen mit Tryptophan können helfen, den Schlaf zu stabilisieren und depressive Verstimmungen zu lindern, vor allem bei Stress. Überdosierungen sind riskant, besonders bei gleichzeitiger Einnahme von Antidepressiva. Besser also: Parmesan und Cashews genießen.

Omega-3-Fettsäuren: EPA und DHA regulieren Entzündungen, unterstützen die Bildung von Serotonin und können den Schlaf fördern – vor allem bei Menschen mit Depressionen, ADHS, Schlafstörungen und einer Neigung zu stillen Entzündungen.

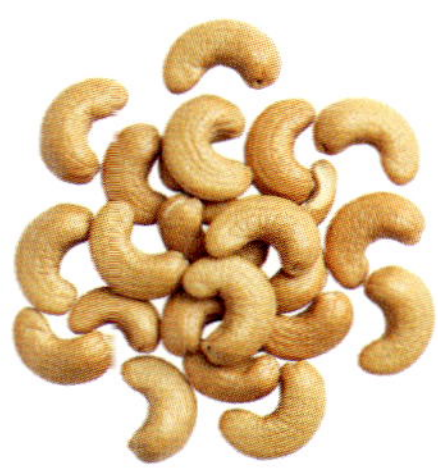

Was die Apotheke bietet

Medikamente können bei akuten Belastungen oder in medizinischen Ausnahmefällen sinnvoll sein: besser ein, zwei Nächte mit Schlafmittel schlafen, als überhaupt nicht zu schlafen. Wenn Sie allerdings chronisch schlecht schlafen, brauchen Sie eine Diagnose statt eines »Hammers«. Hier ein Überblick:

Antihistaminika: Die bekanntesten Schlafmittel aus dieser Gruppe sind Präparate mit Doxylamin oder Diphenhydramin. Beides sind Antihistaminika. Ursprünglich wurden sie gegen Allergien entwickelt, sie haben aber (als Mensch mit Allergien wissen Sie das) eine stark müde machende Nebenwirkung, und die hat man irgendwann zur Hauptwirkung erklärt. Antihistaminika blockieren bestimmte Histaminrezeptoren im Gehirn, die wach halten. In Deutschland ist Doxylamin etwa in *Hoggar Night* erhältlich. Diphenhydramin steckt zum Beispiel in *Betadorm D* oder *Vivinox Sleep*. Neben Schläfrigkeit verursachen diese Medikamente oft Mundtrockenheit, Verstopfung, Schwindel oder – besonders bei älteren Menschen – Verwirrtheit und Stürze. Die Wirkung nimmt bei Dauergebrauch ab. Also bitte Vorsicht, das ist keine Dauerlösung.

In Deutschland sind **Benzodiazepine** oder sogenannte **Z-Substanzen** wie Zolpidem **rezeptpflichtig**. Das ist gut so, denn diese Substanzen machen abhängig. Schon nach wenigen Wochen kann der Körper sich daran gewöhnen, und beim Absetzen kommt es zu Entzugserscheinungen oder zu einer noch stärkeren Schlafstörung als vorher. Außerdem dämpfen diese Mittel das zentrale Nervensystem: Konzentration, Reaktionsvermögen und Gedächtnis leiden. Also: bei schweren Krisen, na gut. Langfristig: bitte nicht.

22 Prozent der Deutschen nehmen verschreibungspflichtige Schlafmittel, darunter viele junge Menschen. Vermutlich sind rund eine Million Menschen abhängig davon. Der Entzug ist nicht trivial – bitte organisieren Sie sich oder Ihren Liebsten professionelle Hilfe![41]

Bäder – Wasser als Medizin

Ein warmes Bad aktiviert den Parasympathikus, senkt Cortisol und hebt die Körpertemperatur leicht an – danach fällt sie ab, was das Einschlafen fördert.

☞ **Besonders wirksam sind Fuß- oder Vollbäder mit Lavendel-, Zitronen- oder Teebaumöl** oder mit Salz. Bereits 15 bis 20 Minuten genügen, um Stressparameter und Puls zu senken.

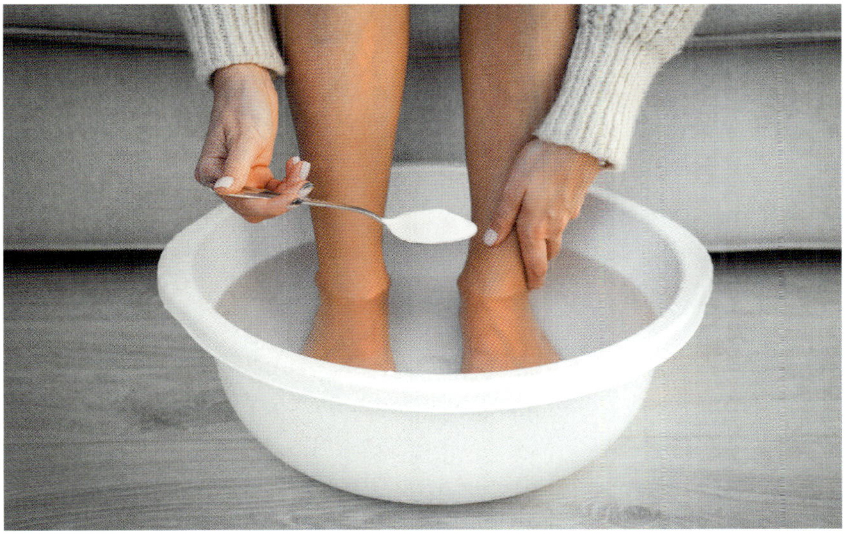

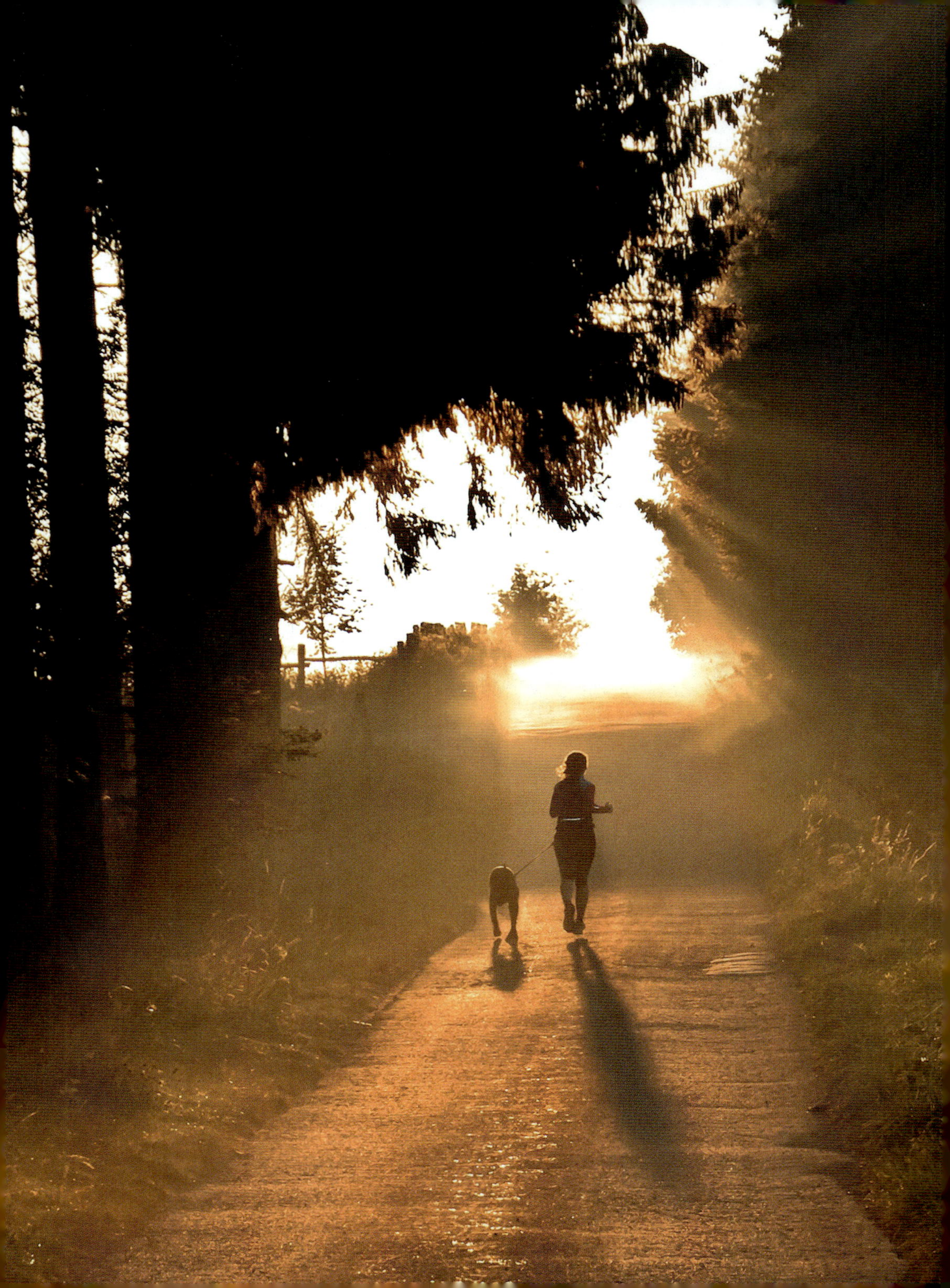

4

Gesund bewegen, tief schlafen

Am besten früh raus

Ich liebe den frühen Morgen. Wenn die Straßen, Gärten und Parks noch leer sind, die Luft frisch ist, die ersten Frühaufsteher die Straße fegen und die letzten Partygänger nach Hause schlendern. In solchen Momenten zieht es mich hinaus zu einem kurzen Lauf, zumindest zu ein paar Dehnübungen vor dem offenen Fenster. Sie auch? Gut so: Ihre innere Uhr synchronisiert daraufhin den ganzen Körper; Ihr innerer Zeitchef weiß dann also schon am Morgen, wann etwa er Sie am Abend müde macht. Sie schlafen dann schneller ein, Sie schlafen insgesamt tiefer und auch länger. Sport am frühen Morgen ist nachweislich perfekt für den Körper. Doch was ist mit Sport am Abend?

Ist Sport am Abend ein Schlafstörer?

Sport am Abend stört den Schlaf, das höre ich oft. Aus eigener Erfahrung und weil ich in medizinischen Studien nachgelesen habe, kann ich sagen: Das stimmt so pauschal nicht. Es kommt auf die Uhrzeit, auf die Sportart, auf die Intensität und auch darauf, ob Sie als Lerche im Morgengrauen an den Start gehen oder naturgemäß bis spät am Vormittag fest im Bett kleben (auch der Uhu ist eine Eule).

Fakt ist: Ein Spaziergang gegen 18 Uhr, etwas Yoga oder eine halbe Stunde Laufen können Ihnen das Ein- und Durchschlafen erleichtern. Warum, ist schnell erklärt: **weil der Körper bei sanfter Bewegung Stresshormone abbaut.** Wir dürfen nicht vergessen, dass unser Körper aus einer uralten Produktionsreihe stammt – sie läuft seit fast 300 000 Jahren fast unverändert. Sanfte Bewegung drinnen oder draußen, bei frischer Luft und durch Blätter scheinendem Abendlicht, signalisiert der Amygdala, unserer inneren Alarmmeldestelle: »Alles in Ordnung, Zeit fürs Bärenfell!« Der Parasympathikus, also der Teil des Nervensystems, der für Erholung zuständig ist, übernimmt dann die Regie – und wir werden müde. Das ist bis heute unverändert so. Und deshalb können Sie nach moderatem Abendtraining schneller einschlafen und bleiben dann auch länger in der wichtigen Tiefschlafphase.

Anders sieht es beim späten intensiven Krafttraining aus. Wer um 23 Uhr noch Gewichte stemmt, kurbelt den Kreislauf an, lässt die Körpertemperatur steigen und sorgt für eine kräftige Ausschüttung von Adrenalin und Noradrenalin. Genau die Botenstoffe, die uns wach halten. Der Körper braucht dann Stunden, um im Bett herunterzufahren. Gleichzeitig aber wissen wir, dass moderates Krafttraining die Schlafqualität verbessert, ich komme gleich darauf zurück. Da liegt der Gedanke nahe, **beides zu kombinieren:**

- **Ausdauertraining** senkt den Spiegel von Stresshormonen wie Cortisol und reguliert die Herzfrequenzvariabilität – was uns ruhiger werden lässt.
- **Krafttraining** aktiviert die Tiefenmuskulatur, die jede Menge Energie verbraucht – was uns anschließend müde fühlen lässt.

Eine ganze Reihe von Studien zeigt, dass diese Kombination wirkt: Ältere Menschen mit Stoffwechselstörungen hatten nach zwölf Wochen Kombitraining bessere Werte bei Blutzucker, Blutfetten – außerdem schliefen sie besser und fühlten sich am Tag wacher und klarer im Kopf.[42] Selbst bei Menschen mit Schilddrüsenunterfunktion, Schlafapnoe oder Übergewicht wirkt das Duo. Eine Kombination aus Intervalltraining und Widerstandsübungen zu Hause verbesserte die nächtliche Erholsamkeit und führte zu besserer Energie und guter Laune tagsüber.[43][44]

Muskeln sind die besten Müdemacher

Gute Nachricht für alle, die Jogging partout nicht mögen: Auch regelmäßiges Krafttraining allein kann die Schlafqualität verbessern. In einer brasilianischen Studie mit gesunden Erwachsenen reichte schon ein sechswöchiges, moderates Programm mit Grundübungen wie Beinpresse und Brustdrücken, um die

Schlafqualität messbar zu verbessern.[45] Die Teilnehmer schliefen nicht nur länger, sondern auch ruhiger – laut dem Pittsburgh Sleep Quality Index (PSQI) deutlich besser.

Auch Jugendliche mit Schlafproblemen profitieren: Schon vier Wochen moderates Krafttraining reichten, um die Schlafqualität signifikant zu verbessern. Zwei Drittel der jungen Menschen berichteten, sie seien tagsüber wacher und abends müder geworden.[46] Eine gute Nachricht für »Gym-Bros«. Natürlich spielt auch die Intensität eine Rolle. Wer bis zur kompletten Erschöpfung trainiert, bringt den Körper in Alarmstimmung – der Puls bleibt lange hoch, die Muskeln feuern, und an Schlaf ist vorerst nicht zu denken. Moderate Einheiten am Nachmittag scheinen optimal zu sein.[47]

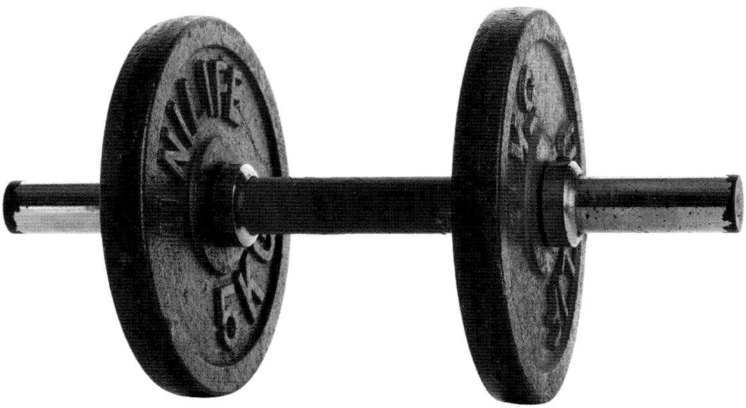

Wie viele Schritten sollten es sein?

10 000 Schritte, heißt es immer, sollten wir jeden Tag gehen. Schaffen Sie das? Ich auch nicht, und das macht nichts. Die Zahl entspringt ohnehin nur der Marketingstrategie eines japanischen Schrittzähler-Herstellers, der sein Gerät »Manpo-kei« nennen wollte. Übersetzt: 10 000-Schritte-Zähler. Eine medizinische Studie stand nicht dahinter. Trotzdem ist es natürlich gut, jeden Tag draußen zu spazieren. Sie müssen es aber nicht so eng sehen.

Auch 8 000 oder 6 000 oder 4 000 Schritte sind besser als gar keine Bewegung. Nicht die Schrittzahl ist entscheidend, sondern dass Sie täglich rausgehen und ... sich bewegen!!

TIPP

Gehen Sie abends noch eine kleine Runde um den Block – nur Sie, die frische Luft und Ihr Atemrhythmus. Das wirkt besser als jede Schlafpille.

Es muss nicht immer Jogging sein

Laufen und Gewichtheben zählen zu den ältesten Sportarten der Welt – schon die alten Griechen übten und maßen sich darin. Es gibt aber noch eine andere Seite der gesunden Bewegung, die vielleicht sogar noch älter ist: die Sehnen und Muskeln behutsam dehnen, hineinatmen in langsame Drehungen, sich massieren oder sanft schaukeln lassen. Es ist herrlich! Und warum sollten wir nur Kinder in den Schlaf wiegen, dürfen wir das als Erwachsene nicht auch haben? Ich meine: unbedingt.

Körpermeditationen: Yoga, Tai-Chi, Stretching

Keine Lust auf »high intensity«? Yoga, Tai-Chi oder einfaches Stretching sind Körpermeditationen, mit denen Sie den Tagesstress abstreifen und ruhig in die Nacht gleiten können.

Yoga verbindet Konzentration, Atmung und Dehnung. Dabei wird das parasympathische Nervensystem aktiviert, also der Teil, der für Ruhe, Verdauung und Regeneration zuständig ist. Regelmäßiges Yoga senkt den Stresspegel und verbessert die Schlafqualität signifikant, und das schon bei zwei Einheiten pro Woche. Yoga oder Qi Gong helfen auch bei innerer Unruhe, Wechseljahrsbeschwerden und Einschlafstörungen. Bitte beachten: Sanfte Formen wie Yin- oder Hatha-Yoga wirken am Abend besser als Power-Yoga.

Tai-Chi ist eine aus China stammende, sehr langsame und meditative Bewegungsform, die fließende Körperbewegungen mit bewusster Atmung und Konzentration verbindet. Diese uralte Kunst sieht ein wenig aus wie ein Tanz in Zeitlupe, und ihre Wirkung ist verblüffend: Sie senkt den Cortisolspiegel, lindert depressive Symptome und verbessert das Gefühl der inneren Kohärenz, also das Vertrauen, dass Körper und Geist »zusammenarbeiten«. All das hilft auch dabei, besser zu schlafen.

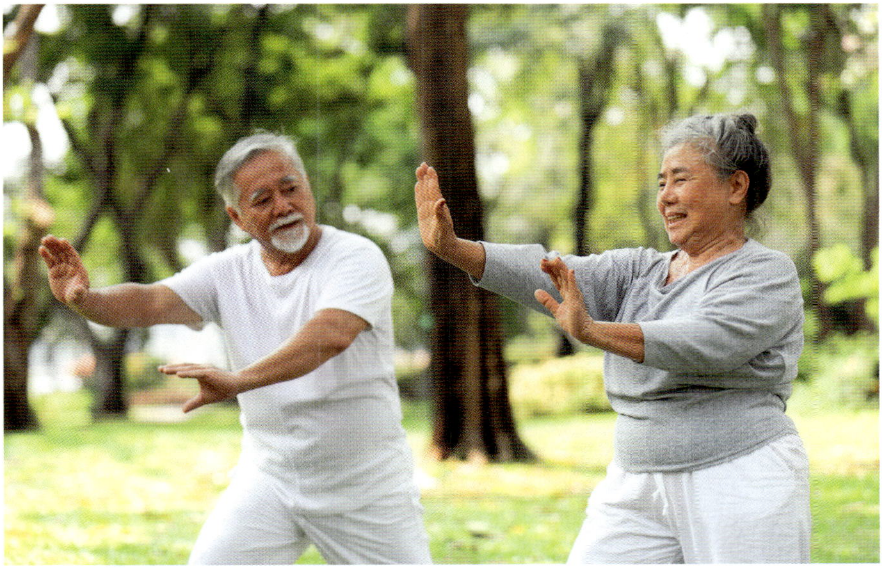

Stretching ist die kleine Schwester der Meditation und prima geeignet für Menschen, die Yoga nicht mögen. Sanftes Dehnen vor dem Schlafengehen reduziert die Muskelspannung, verbessert die Durchblutung und verlängert Tiefschlafphasen. Bitte nicht übertreiben: Dehnen soll Ihre Muskulatur und Sehnen nicht stressen, sondern lösen.

Körperbehandlungen: Weil Hand auflegen wirkt

Berührung ist das älteste Beruhigungsmittel der Welt. **Therapeutische Massagen** senken den Cortisolspiegel, steigern die Ausschüttung von Serotonin und Dopamin und fördern die Durchblutung der Muskulatur. Besonders bei älteren Menschen kann regelmäßige Massage Schlaf, Stimmung und Lebensqualität deutlich verbessern. Selbst einfache Entspannungsmassagen aktivieren über den Vagusnerv den Parasympathikus – also das System, das für Ruhe und Regeneration zuständig ist. Kein Wunder, dass viele Menschen nach einer Massage nicht nur weicher im Körper, sondern auch milder im Kopf sind. Ich auch. Schon als Kind. Heute durch die Berührung der Hände meiner Frau. Aber das kennt eigentlich jeder und jede von uns. Wir haben es nur vergessen.

Shirodhara: Das indische Ölgießen ist eine ayurvedische Behandlung, die auch im Westen immer mehr Fans findet. Ich liebe sie sehr. Das langsame, rhythmische Fließen von warmem Öl über die Stirn senkt den Cortisolspiegel, verstärkt Alpha-Wellen im Gehirn und führt uns so in einen Zustand »wacher Ruhe«. Was mich besonders fasziniert: Das Verfahren wirkt direkt auf die Hypothalamus-Hypophysen-Achse – also auf den hormonellen Stressregler des Körpers. Deshalb profitieren Patienten mit chronischer Anspannung, Schlafstörungen oder Bluthochdruck davon besonders. Das gilt auch für Menschen, die viel mit Angst und Erschöpfung zu tun haben – etwa, wenn sie an Krebs erkrankt sind.

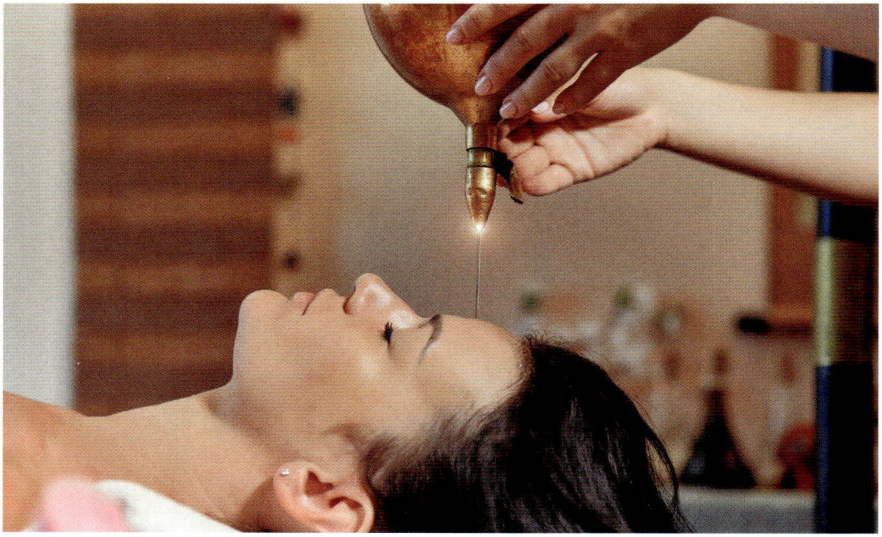

Das alles geht auch zu Hause

Für alle Körperbehandlungen gilt: Sie bringen das vegetative System wieder in Balance, und zwar ganz sanft, natürlich und wunderbar. Doch sie ersetzen eine Therapie bei schwerer Insomnie nicht. Wenn Sie dauerhaft Schlafprobleme, Panik oder starke innere Unruhe erleben, brauchen Sie schlafmedizinische Begleitung.

Wenn Sie jedoch nur gelegentlich schlecht schlafen, gönnen Sie sich nach Möglichkeit eine Stunde Massage, einen Ölstrahl, ein wenig »Handauflegen« – vieles können Sie zu Hause praktizieren. **Was wir zu oft vergessen:** Wie Entspannung funktioniert, müssen wir unserem Körper nicht erklären, das hat sich in 300 000 Jahren Menschheitsgeschichte tief in uns eingeschrieben. Wir müssen ihn nur einladen, es zu tun.

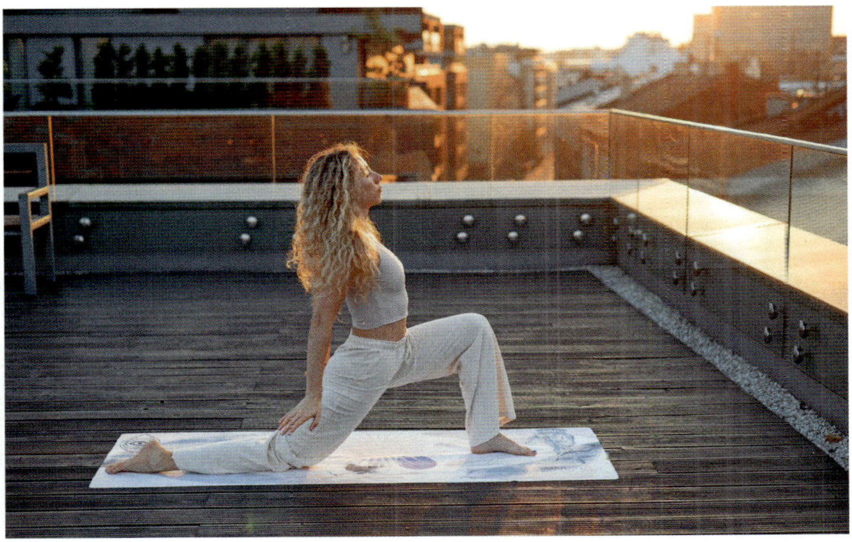

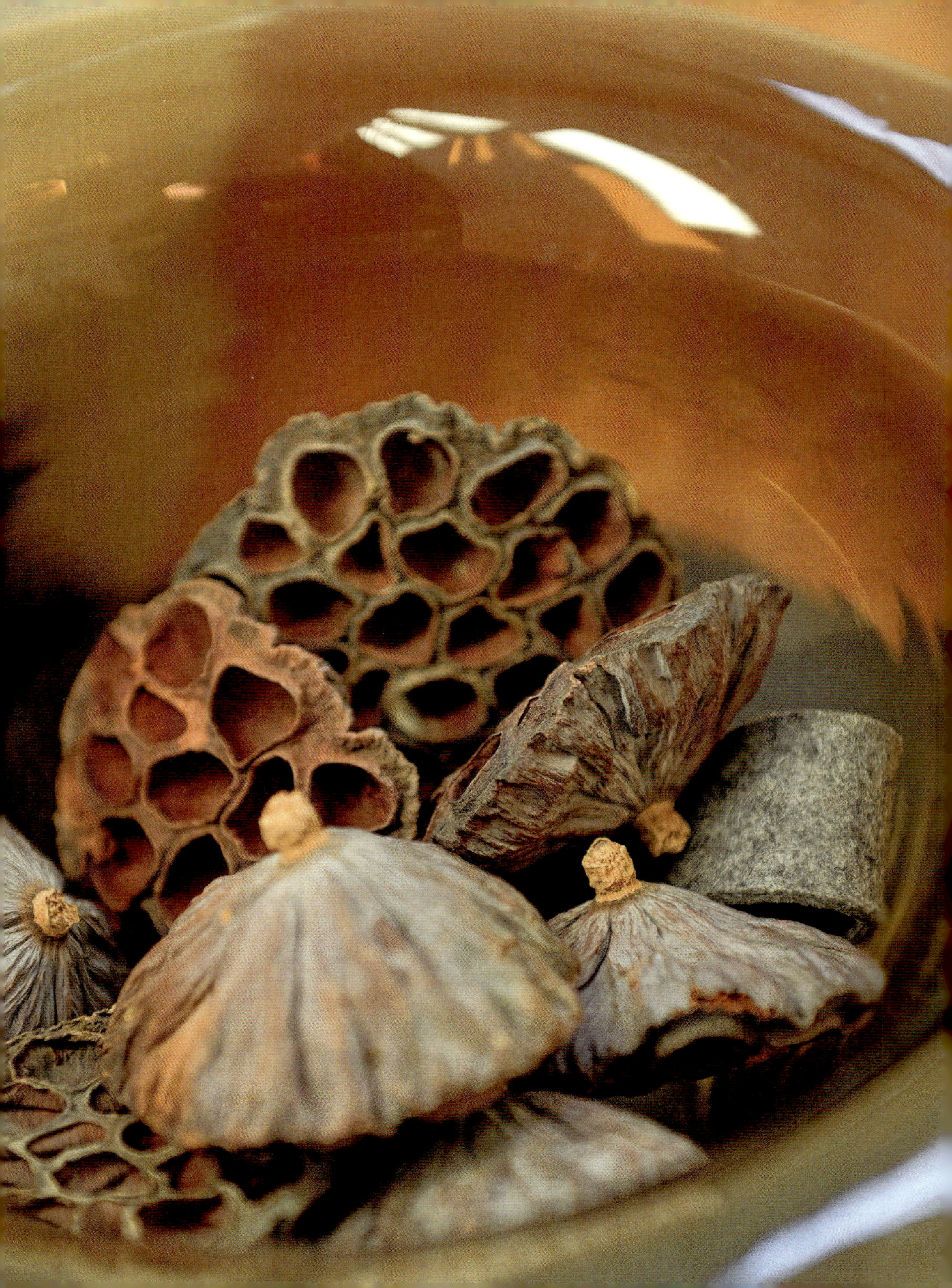

5

Tschüss, Stress!

Was entspannt Sie wirklich?

Was entspannt Sie wirklich: sportliche Aktivitäten, Dauerlauf, ein warmes Bad oder eine kalte Dusche? Vor allem, wenn ich so richtig voller Anspannung bin, gehe ich am liebsten schwimmen, dann in die Sauna und anschließend in ein eiskaltes Tauchbad. Danach lege ich mich eingekuschelt auf eine Bank. Das bringt mich total runter. Wenn ich nach einem solchen Genuss nach Hause komme und lecker und gemütlich esse, fühle ich mich pudelwohl. Ich darf dann nur einen Fehler nicht machen: Nachrichten gucken.

Spätnachrichten: Weg mit den Schlagbildern

Wir unterschätzen das oft: Es gibt in den Nachrichtenmedien und auf Social Media nicht nur Schlagzeilen, sondern auch Schlagbilder. Das sind die besonders krassen und emotionalen Bilder – oft mit Feuer, Waffen, Kindern in Not –, die unser Stresssystem auf Anschlag bringen. Das Gehirn geht in den Alarmmodus, als wäre die Katastrophe gleich hier, direkt am Sofa. Ist sie natürlich nicht. Aber, wie gesagt, unser Wahrnehmungssystem ist 300 000 Jahre alt, das mit den Medienbildern hat es noch nicht so richtig verstanden. Beruhigende, schöne, inspirierende Bilder können Sie natürlich anschauen …

Am besten, Sie beschäftigen sich mit Medien, die ohne Schlagzeilen und Schlagbilder auskommen. Aus medizinischer Sicht ist das sinnvoll: Lesen Sie einen Roman, vielleicht auch ein Sachbuch wie dieses, geht das Hirn in den Konzentrationsmodus – je nach Thema sind Sie weniger oder sehr gefordert. Ich lese gerade ein Buch zum Thema »Unendlichkeit«, das für mich spannend ist wie ein Krimi, und wenn ich mir dann selbst über die Unendlichkeit Gedanken mache, bin ich hellwach. Am Abend ist »weniger aufwühlend« besser. Dann beruhigt sich Ihr Atem, die Herzfrequenz sinkt. Jedenfalls dann, wenn Sie auf Papier lesen und nicht auf einem superhellen Tablet – denn das helle Licht mit seinem hohen Blauanteil macht Sie auch wieder wach.

Gestritten? Versöhnung muss sein

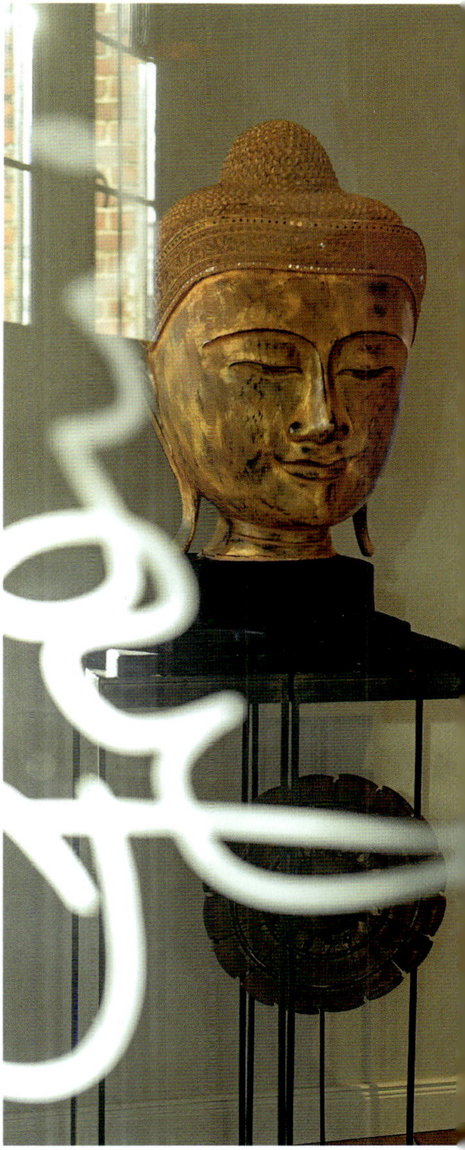

Zu meiner ganz persönlichen Schlafvorbereitung gehört etwas, das für mich fast so wichtig ist wie das Zähneputzen: Ist tagsüber ein Konflikt aufgetaucht – das passiert ja jedem von uns –, dann möchte ich mich versöhnen, bevor ich zu Bett gehe. Dazu gehört radikale Ehrlichkeit zu sich selbst: »Warum ist das überhaupt passiert? War das nötig? Hatte der andere mit seiner Kritik recht? Was mache ich jetzt damit?« Dazu gehört es auch, sich aufrichtig zu entschuldigen. Leicht finde ich das auch nicht, aber ich mache das – denn mit Ärger im Bauch einschlafen, das kann ich nicht. Wie auch?

Wenn man grübelt, im Kopf immer wieder das letzte Gespräch durchspielt, vielleicht den geliebten Menschen im Nebenzimmer oder neben sich liegen hat und trotzdem grollt … dann doch lieber, auch wenn es schwerfällt, noch einmal auf den anderen zugehen. Selbst wenn er oder sie gerade nicht offen ist fürs Zuhören, ich versuche es trotzdem. Manchmal verändert sich sofort etwas, manchmal erst am nächsten Tag. Ich meine: Schon das Bemühen, die Hand auszustrecken, beruhigt. Es macht den Kopf leichter. Vielleicht nicht fröhlich – aber ein wenig fröhlicher.

Wenn Versöhnung gelingt, entspannt sich nicht nur der eigene Körper, sondern auch der Mensch, den man liebt. Und das ist die beste Grundlage dafür, dass in der Nacht beide gut schlafen.

So kommen Sie runter

Ich liebe das Gefühl, ganz tief entspannt zu sein. Deshalb fahre ich für mein Leben gern übers Meer. Als Jugendlicher wollte ich sogar Bootsbauer werden! Es kam dann zwar anders, aber bis heute macht mich das Hin und Her, machen mich die Geräusche der Wellen, die Weite des Horizontes und die Füße im Sand auf eine Weise ruhig, die selbst Tai-Chi und Yoga nicht schaffen - und beides praktiziere ich, am liebsten mit meiner Liebsten, schon lange. Jetzt wollte ich doch mal wissen, warum das so ist.

Wiegen, wippen, schaukeln – mehr als Kinderkram!

Bei einer Studie in der Schweiz legten sich Erwachsene auf ein Bett, das sich sachte hin- und herbewegte – nur etwa ein Viertel Schwingung pro Sekunde. Dabei wurden ihre Gehirnströme gemessen, und siehe da: Die Aktivität der sogenannten Schlafspindeln, also kleine elektrische Wellen, die den Übergang in den Tiefschlaf markieren, nahm signifikant zu, die Schaukelprobanden schliefen schneller ein und länger tief. Außerdem war ihre **Gedächtnisleistung** nach der Schaukel-Nacht **besser.**[48] Eine jüngere Studie bestätigte, dass sie sich am nächsten Tag auch besser fühlten, einfach besser ausgeschlafen.[49]

Der Mechanismus dahinter ist faszinierend. Das Schaukeln regt das Gleichgewichtsorgan im Innenohr an – das Vestibularsystem. Es sendet Signale an die Schlafzentren im Gehirn und beruhigt die neuronalen Schaltkreise, die sonst für Wachsamkeit zuständig sind. Da fragt man sich doch: Warum eigentlich? Vermutlich hat es etwas mit den Wiegebewegungen zu tun, die wir als Ungeborene beim Gehen der Mutter im Mutterleib fühlen. Oder auch damit, dass unsere Vorfahren in Baumnestern schliefen. Eine umfassende Übersicht aus dem *American Journal of Physical Anthropology* beschreibt, dass das Nestbauen bei Menschenaffen, insbesondere bei Schimpansen und Gorillas, den Schlaf

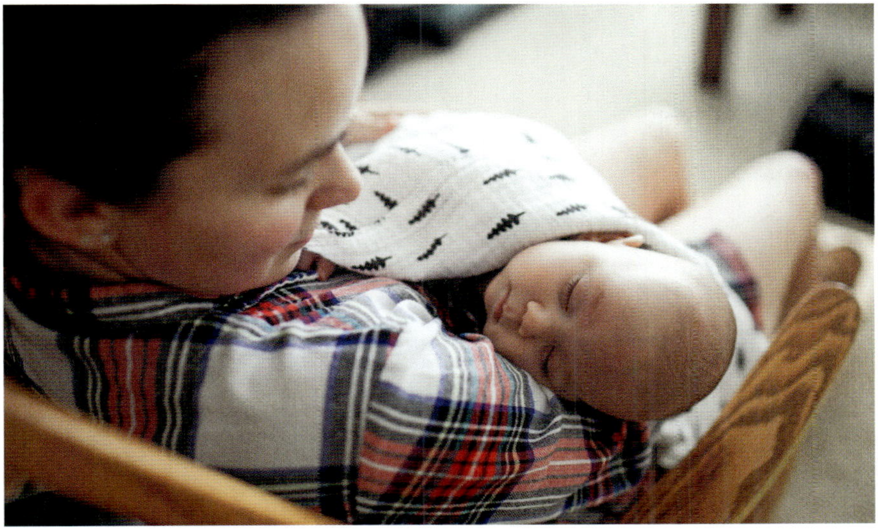

tiefer, sicherer und erholsamer macht – und dass sich aus genau diesem Verhalten das menschliche Schlafverhalten entwickelt haben dürfte.[50] In den Nestern konnten die Tiere vermutlich sicher in stabiler, horizontaler Lage ruhen, statt wie kleinere Affen auf Ästen zu hocken. Dadurch wurde der Schlaf länger und tiefer, und damit war eine Voraussetzung für komplexere Gehirnfunktionen geschaffen.

Eine Forscherin, Fiona A. Stewart, hat das sogar selbst ausprobiert: Sie schlief im Senegal elf Nächte lang in Schimpansennestern – und berichtete von ruhigerem, ungestörterem Schlaf als am Boden. In ihrem Experiment zeigte sich, dass das Baumnest den Stress senkte und das Gefühl von Sicherheit förderte: vor allem durch den Sicherheitsabstand zu beißenden und lärmenden Kleinsäugern und Insekten am Boden, offenbar aber auch durch das gut klimatisierte und angenehm schwankende Nest an sich.[51] Gut, zum Nachmachen empfiehlt sich dieses Experiment nicht. Dennoch: Testen Sie Hängematten, Schaukelstühle, Boote, vielleicht ein leicht schwingendes Bettgestell – und lassen Sie sich überraschen!

Kein Kind muss Schlafen lernen

»Wann lernt mein Baby endlich durchzuschlafen?« Bei dieser Frage muss ich immer schmunzeln. »Gar nicht«, sagte ich dann. Schlaf entsteht nicht durch Erziehung, sondern durch Beziehung. Das kindliche Gehirn braucht eine Weile, um den eigenen Rhythmus zu finden. Wachphasen in der Nacht sind für die Eltern zwar lästig, aber völlig normal. Das Kind ist kein Problem, das Kind lebt!

TIPP

Das Problem ist nicht, dass Babys nachts wach werden, sondern dass der Alltag der Eltern so stressig ist, dass ihnen die Kraft für die nächtlichen Auszeiten für Schmusen und Wiegenlieder fehlt. Eltern brauchen Unterstützung! Wie heißt es so schön: Um ein Kind großzuziehen, braucht es ein ganzes Dorf.

Tragen, beruhigen, wiegen, singen – all das lässt sich das Kind verbunden fühlen und sicher, all das senkt seinen Stresspegel und lässt sein Gehirn gesund heranreifen. Als meine Kinder noch klein waren, habe ich mich deshalb abends mit der Gitarre auf die Bettkante gesetzt und für sie leise Lieder gesungen.

Rigide Routinen, Verhaltenstraining, Schreien lassen – all das kann mehr schaden als nutzen, übrigens nicht nur dem Kind, sondern auch den Eltern. Immerhin sind auch sie maximal gestresst, wenn sie vor der geschlossenen Tür hockend auf die Uhr starren, um ja nicht zu früh zu ihrem schreienden Baby zu eilen, um es endlich tröstend in die Arme zu nehmen. Schlaf ist keine Kunst, die Kinder mit Gewalt lernen müssen. Er ist ein lebendiger Reifungsprozess, den wir liebevoll begleiten sollten.

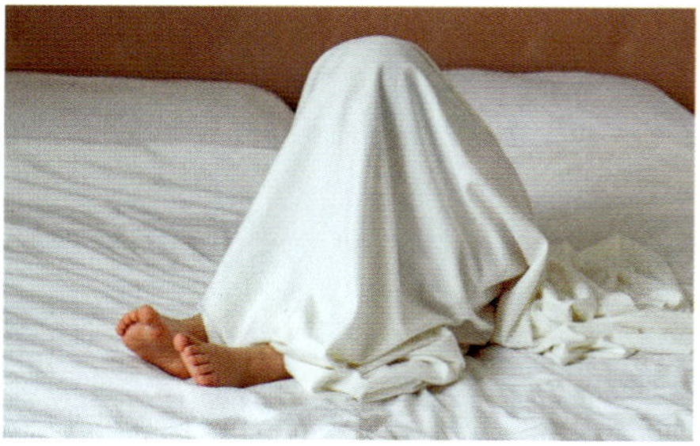

Musik, Geschichten: Warum wir dabei einschlafen

Für mich sind Hörbücher fast immer Einschlafbücher. Manche höre ich auch bewusst tagsüber, aber als Abendhörbücher ermüden sie mich auf eine Weise, die ich sehr mag. Am besten schlummere ich zu den Geschichten ein, die ich schon kenne. Ob das nicht langweilig ist? Ja klar, deshalb funktioniert diese Einschlafmethode so gut: Je bekannter das ist, was wir zum Einschlafen hören, desto sicherer fühlen wir uns und desto besser schlafen wir ein. Das Gehirn weiß, was kommt – und stellt den Alarmmodus aus.

Das nennt sich *predictive coding* – also »vorhersagendes Verarbeiten«. Wissenschaftlich lässt sich das sogar messen. In Experimenten zeigte sich, dass vertraute Melodien die sogenannte Alphawellen-Aktivität im Gehirn senken – ein Zeichen für Entspannung und geringere Reizverarbeitung. Das Gehirn »weiß« also, wie es weitergeht, und schwingt in den Bahnen mit, die es schon kennt, bis es einschläft. Neuartige, unvorhersehbare Akkordfolgen oder Rhythmen

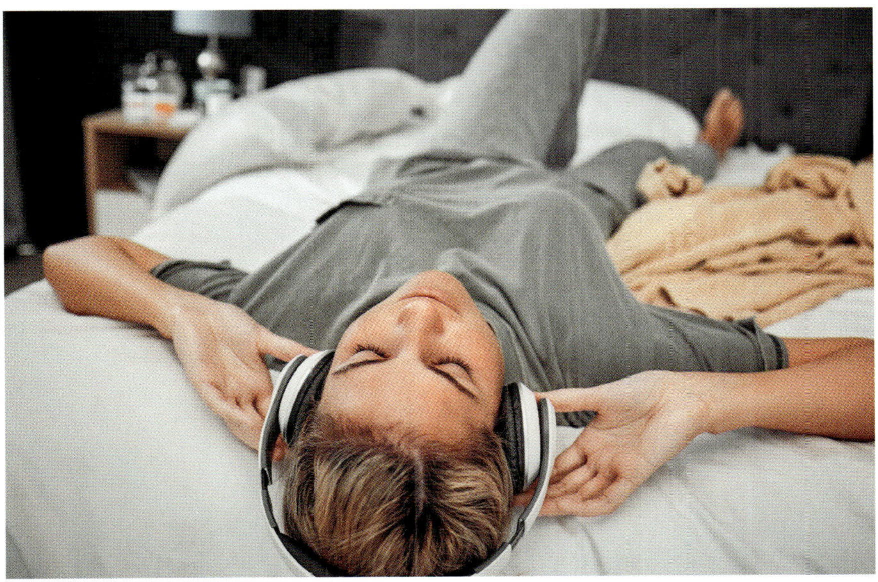

dagegen machen das Hirn wach und aktiv.[52] Dasselbe gilt eben auch für Geschichten. Wenn Sie ein Hörbuch hören, das Sie »wie im Schlaf« auswendig kennen, arbeitet Ihr Gehirn ohne Anstrengung mit. Und diese vertraute, vorhersehbare Reizverarbeitung hilft dem Gehirn, in einen Zustand überzugehen, der dem Übergang zum Schlaf ähnelt. Im Kino funktioniert das bei mir übrigens tadellos. Zumindest so lange, bis mich jemand anstupst und zischelt: »Hey, Du schnarchst.«

Paradoxe Intention: Das Hirn austricksen

Am besten schlafen Sie ein, wenn Ihre Gedanken driften. Das heißt auch: Wenn Sie sich anstrengen einzuschlafen, wird Ihr Gehirn immer wacher. Es strengt sich an! Was könnten Sie also tun, um das Gehirn davon abzubringen?

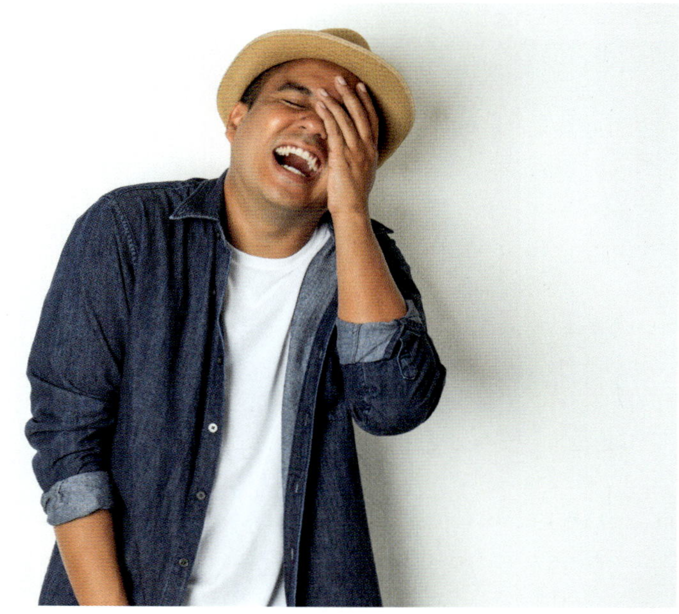

Verrückte Idee aus den 1970ern: Sie trichtern Ihrem Gehirn ein, heute Abend genau das Gegenteil zu tun: »Heute Abend schlafen wir extra nicht ein. Wir bleiben die ganze Nacht wach!«

Diese Methode wird »paradoxe Intention« genannt. Dass sie funktioniert, weiß man von ähnlichen Effekten. Wenn jemand zum Beispiel seinen unwillkürlich zitternden Händen befiehlt: »Zittert jetzt noch viel mehr!«, dann hören sie auf – manchmal zumindest. Ähnlich ist es auch beim Thema Schlaf: Der Druck verschwindet, die Angst vorm Wachsein geht weg, der Körper entspannt sich, und dann macht er das, was er immer macht, wenn er müde wird: Er schläft ein. Ohne vorher noch mal nachzufragen. Angst funktioniert eben am besten, wenn man sie vermeiden will. Steuert man sie direkt an, geht ihr die Luft aus.

In einer Metaanalyse der Universität Stockholm schnitten Menschen, die paradoxe Intention anwendeten, deutlich besser ab als solche, die es mit herkömmlichem Grübeln und Sich-Zwingen versuchten. Ihre Einschlafzeit verkürzte sich, der Frust nahm ab.[53]

Weil es funktioniert: CBT-I – die Verhaltenstherapie bei Schlaflosigkeit

Eine der wirksamsten Methoden gegen chronische Schlaflosigkeit, besser untersucht und nachhaltiger als jedes Schlafmittel, ist **Cognitive Behavioral Therapy for Insomnia, kurz CBT-I.** Übersetzt: kognitive Verhaltenstherapie bei Schlafstörungen. Stellen Sie sich die Sache vor wie eine »Umschulung« von Kopf und Körper: vorher Schlafkrawallmacher, jetzt Schlafunterstützer. Die »Umschulung« besteht aus mehreren Bausteinen:

- **Stimulus-Kontrolle:** Sie lernen, Ihr Bett wieder ausschließlich mit Schlaf zu verbinden. Alles, was nicht mit Schlafen zu tun hat – Essen, Arbeiten, Handy-Scrollen – sollte woanders passieren.

- **Schlafrestriktion:** Sie gehen nur noch zu Bett, wenn Sie wirklich, wirklich müde sind. Stundenlang wach in den Federn liegen gibt es nicht mehr. Ziel ist, den Körper wieder an echten Schlafdruck zu gewöhnen.
- **Glaubenssätze neu denken:** Sie prüfen Ihre Überzeugungen über den Schlaf. Etwa: »Wenn ich nicht exakt acht Stunden schlafe, ist der nächste Tag eine Katastrophe.« Dann überlegen Sie realistischere Sätze: »Ich schaue mal, wie lang ich schlafe – wird schon passen.« Bei mir klappt das meist. Schon immer.

Wie wirkt das Ganze? Neurowissenschaftlich gesehen verändert CBT-I nicht den Schlaf selbst. Was sich ändert, ist, wie Sie den Schlaf erleben und was Sie über den Schlaf denken. Im Idealfall können Sie Ihr Bett wieder leiden, Sie vertrauen wieder der natürlichen Schlaf-Fähigkeit Ihres eigenen Körpers, und Sie hören auf mit dem Katastrophendenken. Wenn das »Umdenken« gelungen ist, bleibt es langfristig erhalten: Studien fanden bessere Schlafmuster noch ein Jahr nach der Therapie.[54] Und noch eine gute Nachricht: Sollten Sie keine professionelle Unterstützung wollen oder finden, können Sie durchaus versuchen, diese Umschulung in Eigenregie zu absolvieren – vor allem die ersten beiden Punkte sind doch sehr leicht umzusetzen, testen Sie's mal!

Bodyscan: Vom kleinen Zeh zum Tiefschlaf reisen

Noch einfacher funktioniert die nächste Übung: eine Gedankenreise durch den Körper, vom kleinen Zeh bis zum Scheitel – genannt Bodyscan. Die Idee ist, das wahrzunehmen, was gerade wirklich ist (statt über die Schwiegermutter nachzudenken oder über den verschwitzen Termin). Sie spüren in sich rein: Wärme, Kribbeln, vielleicht Spannung. Mehr nicht, und damit tricksen Sie Ihr Grübelhirn aus. Das Hirn nämlich kann nicht gleichzeitig über die Schwiegermutter grübeln und sich auf den kleinen Zeh konzentrieren. Und schon nimmt der Parasympathikus (der Teil des Nervensystems, der für Entspannung sorgt) dem Sympathikus (der ewige innere Stress-Heinz) das Heft aus der Hand.

In zahlreichen Studien zeigt sich, dass diese Technik den Schlaf deutlich verbessern kann. Bei Menschen mit Einschlafproblemen verkürzt sich die Zeit bis zum Einschlafen, sie wachen seltener auf – besonders, wenn sie den Bodyscan regelmäßig übten. Auch bei Stress führt die Methode zu besserer Schlafqualität und tieferer Erholung.

Atmen: Das Gehirn braucht Sauerstoff

Ich erinnere mich an eine Nachtschicht: Es war still, die Monitore blinkten, und ich beobachtete, wie die Sauerstoffsättigung eines schlafenden Patienten schwankte. Ich öffnete das Fenster, ließ die frische Nachtluft ein – und beobachtete, wie der Patient ruhiger wurde und dann anfing zu träumen.

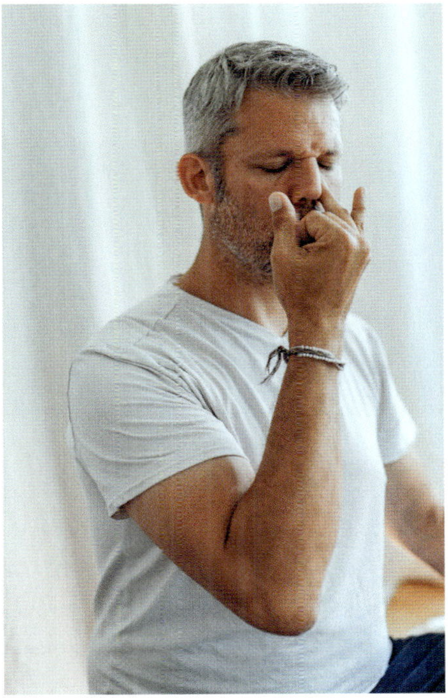

Dieser Effekt lässt sich medizinisch gut erklären: In den tiefen Schlafphasen verändert sich der Energieverbrauch des Gehirns: Bestimmte Stoffwechselwege werden heruntergefahren, der Blutfluss nimmt in einigen Regionen ab, und der Sauerstoffumsatz sinkt im Vergleich zum Wachzustand spürbar, wenn auch je nach Messmethode und Hirnareal unterschiedlich stark. Das Gehirn stellt seine Energiegewinnung dabei teilweise um – Fettsäuren und Ketonkörper übernehmen einen größeren Anteil der Versorgung – und schafft so Bedingungen, um sich seinen eigentlichen Nachtaufgaben zu widmen: Gedächtnisbildung, Zellreparatur, »Müll runterbringen«.

Ganz anders sieht es in der Traumphase, also dem REM-Schlaf, aus. Hier steigt der Stoffwechsel wieder an, der Sauerstoffverbrauch nähert sich in vielen Hirnregionen dem Niveau des Wachzustands an. Das Gehirn feuert jetzt in komplexen Mustern, ähnlich wie am Tag, und verbraucht dabei entsprechend viel Energie. Deshalb profitieren insbesondere kleine Kinder, die viel REM-Schlaf haben, von Schlaf an der frischen Luft – und auch wir Erwachsenen empfinden guten, tiefen Traumschlaf in gut gelüfteten Schlafzimmern oft als besonders erholsam.[55] Ohne offene Fenster konnte ich noch nie gut schlafen. Im Hotels ist mein erster Schritt: Fenster auf Kipp.

Sich selbst in den Schlaf atmen

Atemübungen aktivieren den Parasympathikus, also den Teil des Nervensystems, der Ruhe und Regeneration steuert. Schon wenige Minuten bewusstes Atmen vor dem Schlaf senken den Puls, beruhigen den Geist und machen das Einschlafen leichter. Hier meine fünf Lieblingsübungen:

TIPP

Licht aus, Handy aus, drei Runden Atmen. Dann hat das Gehirn ein klares Signal: »Ruhe, bitte!«

4–7-11-Atem: Atmen Sie vier Sekunden ein, halten Sie die Luft sieben Sekunden, und atmen Sie bis zu elf Sekunden lang aus. Das verlängerte Ausatmen beruhigt den Herzschlag und senkt die Aktivität im sympathischen Nervensystem. Ideal, wenn Sie unruhig sind oder sich im Bett wälzen.

Wechselatmung: Halten Sie mit einem Finger sanft ein Nasenloch zu und atmen Sie durch das andere ein. Dann umgekehrt: das andere Nasenloch verschließen und durch das erste Nasenloch atmen. Diese Übung stammt aus dem Yoga. Sie beruhigt den ganzen Körper und kann den Blutdruck senken.

Tiefe Bauchatmung: Legen Sie eine Hand auf den Bauch und atmen Sie bewusst dorthin, bis sich die Hand hebt. Beim Ausatmen senkt sie sich. Das aktiviert den Vagusnerv, der das Einschlafen unterstützt.

Bienenatem: Atmen Sie tief ein, dann lassen Sie die Luft durch Ihre sanft geschlossenen Lippen ausströmen. Das vibriert im Schädel, löst Spannung und wirkt erstaunlich beruhigend.

Lang ausatmen: Atmen Sie drei Sekunden ein und doppelt so lange aus. Das Verhältnis ist entscheidend: Das verlängerte Ausatmen aktiviert den Ruhemodus des Körpers und verkürzt die Zeit bis zum Einschlafen.

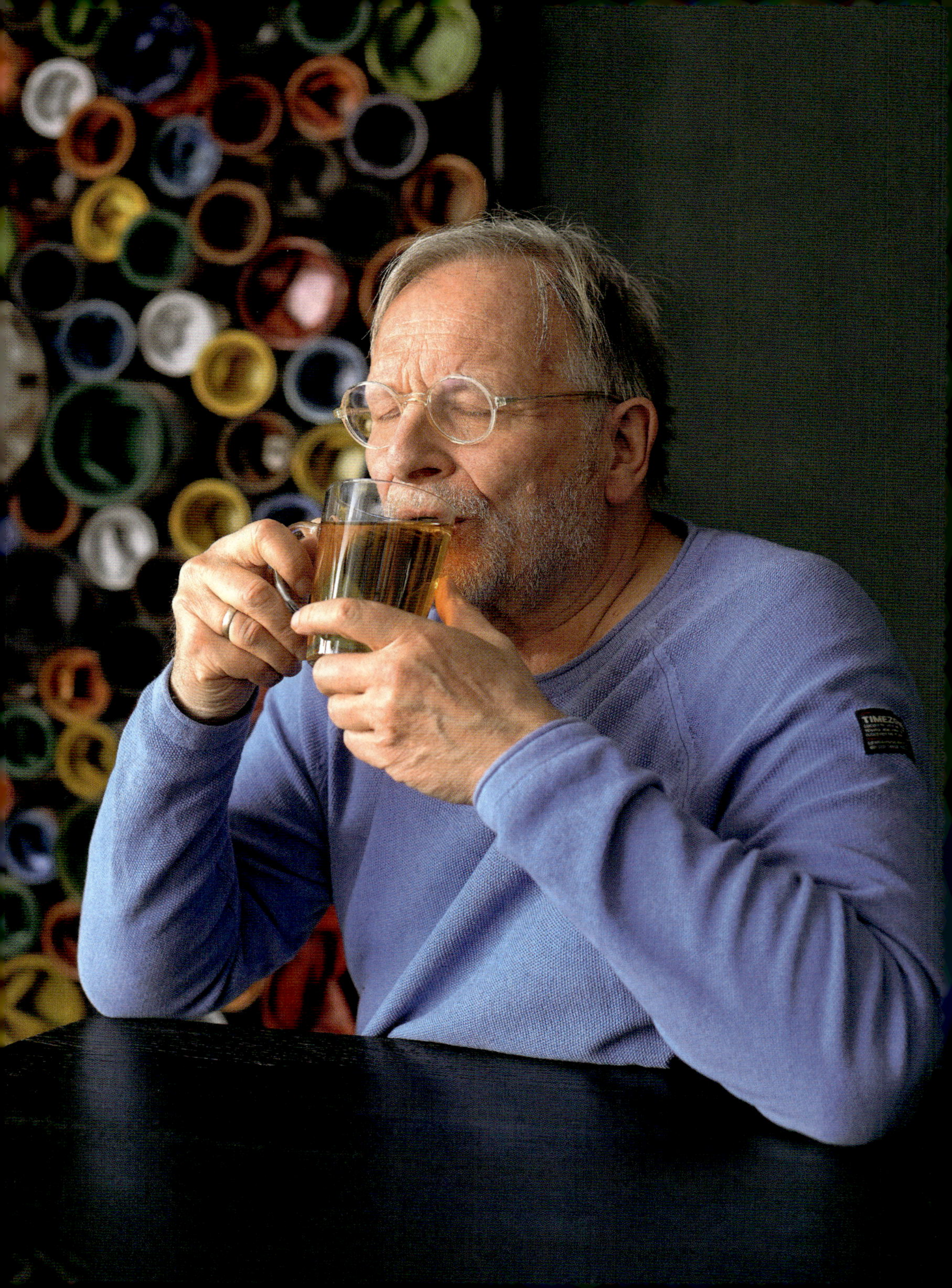

6

Besser liegen, prima schlafen

Schlafzimmer sind Schutzräume

Man erkennt oft schon am Bett, wie jemand schläft. Steht es mitten im Raum, ohne Rückwand? Ist es vollgekramt mit Klamotten, Büchern, Taucherflossen und Gitarre? Müffelt es? Es ist schwer zu sagen, ob jemand ein so Schlaf-unfreundliches Bett hat, weil er nicht schlafen kann – oder ob er nicht schlafen kann, weil er ein solches Bett hat. Fakt ist: Der Mensch schläft gut, wenn er sich wohl und sicher fühlt.

Mit dem Rücken zur Wand

Unser Hirn stammt aus Zeiten, in denen man beim Schlafen nicht sicher war, welches Getier nachts vorbeischaut und ob es einen fressen will. Darum entschieden sich unsere Vorfahren für sichere Baumnester (da kam nicht jeder hoch) oder für sichere Höhlen (da kam nicht jeder rein). Bis heute schlafen wir besser, wenn unser Körper das Gefühl hat, geschützt zu sein: durch eine Wand und eine stabile Kopfseite, durch eine gute Blickachse zu Fenster und Tür. Wir haben tatsächlich eine »evolutionäre Präferenz«, unser Bett so zu platzieren, dass wir den Raum überblicken, aber nicht von hinten überrascht werden können – wir schlafen so auch besser. Eine klare Raumstruktur, gedämpftes Licht und warme Materialien und Farben helfen dem vegetativen Nervensystem, in den Entspannungsmodus zu schalten. »Alles sicher. Ich fühle mich wohl! Gute Nacht!«

Raus mit dem Krempel!

Messies schlafen schlecht – das ist ganz klar das Ergebnis medizinischer Studien. Wer in einem Raum lebt, in dem viel herumsteht, empfindet offenbar mehr Stress und fühlt sich weniger erholt, wenn er ins Bett geht. Je mehr Zeug, desto höher die Wahrscheinlichkeit für Schlafstörungen, Aufwachprobleme und

Tagesmüdigkeit.[56] Wobei ich mich auch hier frage, was der Auslöser ist: die psychische Störung, die das Horten von Dingen auslöst? Oder die Dinge?

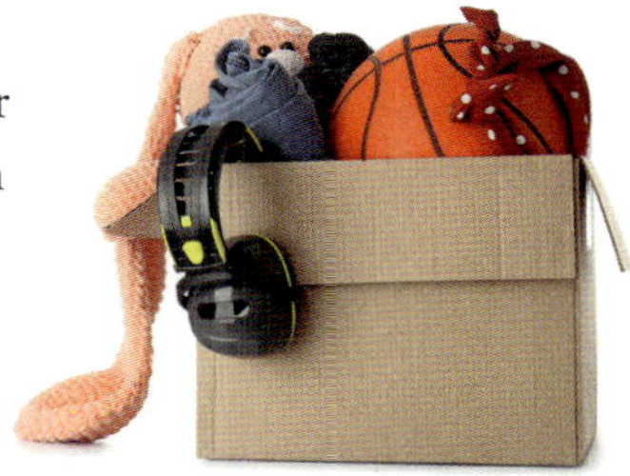

Eine Untersuchung mit über tausend Erwachsenen jedenfalls zeigt: Auch das *Entrümpeln des Schlafzimmers* kann mit einer höheren Schlafqualität korrelieren. Menschen, die ihren Schlafraum von ungenutztem Kram befreiten und sich um Selbstfürsorge kümmerten, berichteten über weniger Schlafprobleme und eine bessere subjektive Schlafqualität.[57]

Es ist ja auch logisch: Wenn Sie abends ins Bett gehen und Ihr Blick auf den Stapel mit den Steuerunterlagen fällt, läuft Ihr Gehirn im Hintergrund weiter: »Hey, da sind unerledigte Aufgaben!« Das hält Sie in einer Alarmbereitschaft: Der Körper schüttet Stresshormone aus, das Nervensystem kann nicht so gut herunterfahren. Sind die Unterlagen in der Schublade und die gebrauchten Socken im Wäschekorb, signalisiert das: »Alles fertig, Feierabend!« Also ausprobieren: Reichen fünf Minuten schon aus, um das Bett frei zu räumen, ein paar Bücher ins Regal zu stellen, den Stuhl als Stuhl zu nutzen? Mir hilfts's.

Das Doppelbett – eine Zumutung?

Wenn ich Paare frage, wie sie schlafen, höre ich oft zwei Sätze: »Wir schlafen zusammen – klar, wir sind ja verheiratet!«, oder: »Ich hab' mein eigenes Bett, sonst krieg ich kein Auge zu.« Meine Frau sagt den zweiten Satz. Sie hat ganz recht, weil ich nächtens dazu neige, einen ganzen Wald abzusägen – so sehr schnarche ich gelegentlich. Pardon. Ob gemeinsames Schlafen guttut oder nicht, hängt von vielen Faktoren ab: Evolution, Psychologie und eben auch Dezibel.

Wissenschaftlich ist das gut untersucht. Menschen, die in einer stabilen und emotional nahen Beziehung leben, schlafen beim gemeinsamen Einschlafen tendenziell besser. Eine Studie der Universität Kiel zeigte, dass Paare im Schlaf sogar ihre Schlafphasen synchronisieren – Herzfrequenz und Atmung gleichen sich an, die REM-Phasen (also die Traumphasen) werden länger und gleichmäßiger. Das ist faszinierend, weil es darauf hindeutet, dass sozialer Kontakt und Schlaf neurobiologisch miteinander verwoben sind – und zwar unabhängig vom jeweiligen Chronotypus der beiden Partner.[58]

Doch diese Nähe hat auch ihre Tücken. Wer empfindlich auf Bewegungen, Geräusche oder Wärme reagiert, schläft im Doppelbett unruhiger. Besonders Frauen berichten häufiger, dass sie schlechter durchschlafen, wenn der Partner sich bewegt, schnauft, schnarcht oder zur Toilette geht. Sie schlafen schlecht, auch wenn die emotionale Bindung stark ist – und zahlen dafür langfristig einen hohen Preise: etwa mit stillen Entzündungen, mit einem erhöhten Risiko für Demenz, und Reizbarkeit und schlechte Laune sind für die Beziehung sicher auch nicht das Gelbe vom Ei. Was hilft? Lösen Sie sich von traditionellen, normativen Vorstellungen wie »ein Paar muss immer im Doppelbett schlafen«. Muss es nicht. Ein Paar muss so zusammenhalten, dass beide gesund bleiben. Also schlafen Sie gut! Beide!

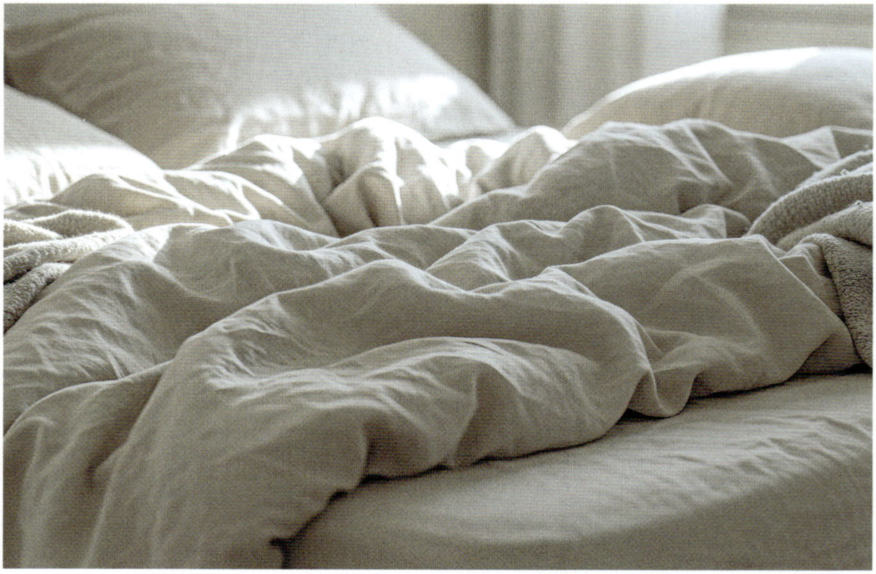

Das richtige Raumklima

Lärm, Temperatur, Luftqualität (Feinstaub!), Feuchtigkeit und sogar die Menge an Kohlendioxid im Schlafzimmer haben messbaren Einfluss darauf, wie tief und erholsam wir schlafen. In schlecht gelüfteten Räumen steigt der CO^2-Gehalt schnell über 1000 ppm, besonders, wenn Fenster und Türen geschlossen sind. Das stört den Tiefschlaf in der Nacht und die Laune am nächsten Tag. Lüften hilft! Ideal sind 40 bis 60 Prozent relative Luftfeuchte – das verhindert eine trockene Nase.

Die Präferenz für die Raumtemperatur kann individuell sehr verschieden sein – nur: Was nutzt das Wissen um die eigene Lieblingstemperatur, wenn man bei 38 Grad im Schatten keine Klimaanlage besitzt? Hier kommt eine gute Nachricht: Forscherinnen aus Berkeley und Hongkong haben 2024 überzeugend nachgewiesen, dass **passive und stromsparende Kühlstrategien** genauso wirksam sind wie Klimaanlagen. Dazu gehören feuchte Tücher, leichte Baumwollbettwäsche und Luftzirkulation im Raum, unterstützt durch klassische Ventilatoren. In ihren Simulationen verbesserten diese Maßnahmen das nächtliche Komfortgefühl um bis zu 90 Prozent und senkten die wahrgenommene Temperatur um mehrere Grad.[59]

TIPP

Spät und in der Nacht lüften, tagsüber Fenster zu und Rolläden runterlassen!

Und Klimaanlagen sind auch nicht die Antwort auf alles: In New York fand eine Forschergruppe heraus, dass viele Menschen ihre Klimaanlage viel zu kalt einstellen – und dadurch schlechter schlafen. Sie frieren nachts, träumen schlecht, wachen immer wieder auf und haben gar keinen Vorteil gegenüber jenen, die ihr Gerät auf moderaten 25 Grad laufen lassen.[60] Zu kalt ist also auch nix. Mich stören die Dinger nachts in Hotels. Zu kalt, zu warm, das Geräusch. Fenster auf! Herrlich!

Wie man sich bettet, so liegt man

Ich fange mit einem Schlafzimmer an, das ich sehr gut kenne. Meinem. Manchmal superordentlich. Nicht selten eher so: Auf dem Stuhl meine blauen Lieblingspullis, unter dem Stuhl leuchten meine Lieblingsschuhe orange, auf dem Nachttisch türmen sich Bücher, die ich längst lesen wollte. Im Bett wohnt ein ganzer Kissen-Clan: orthopädische Kissen für den Nacken, Kuschelkissen zum Lesen und um die Ohren kuscheln, ein supergemütliches Malvenkissen, eine lange Seitenschläfer-Rolle zum Zwischen-die-Knie klemmen … Glauben Sie mir, ich habe als Schlafgenießer und Schnarcher viele Modelle in meinem Leben ausprobiert.

Willkommen im wilden Leben! Wir schlafen eben nicht gut im Labor, wir schlafen gut genau da, wo wir es uns gemütlich gemacht haben. Deshalb ist es so wichtig, eben nicht nur darüber zu sprechen, wie das perfekte Schlafzimmer, das perfekte Bett sein soll. Sondern wie es ist: die Unordnung, die alte Matratze, viel zu viele Kissen und die ewigen Fragen, die man sich nicht zu fragen traut: Socken oder nicht? Und: Darf man als Erwachsener einen Teddy haben?

Matratze: Eine Wissenschaft für sich

Klar ist: Der Rücken mag keine Extreme. Zu hart zwingt ihn in Spannungen, zu weich lässt ihn durchhängen. Klar ist aber auch: Matratzen sind nicht in erster Linie ein medizinisches Thema, sondern vor allem ein Geschäftsmodell – von der erstklassig getesteten Billigmatte bis hin zum Luxusdampfer unter den Matratzen, dem Boxspringbett. Ich werde hier keine Empfehlungen für bestimmte Marken aussprechen und auch nicht für bestimmte Bauformen, es geht mir an dieser Stelle um Ihren Rücken.

Fakt ist: Jeder Körper ist anders. Der eine ist groß und schwer, hat breite Schultern, die andere wiegt nur halb so viel, ist zierlich und schmal (oder umgekehrt). Es ist eine Frage der Logik, dass diese zwei Menschen zwei verschiedene Matratzen brauchen, um sich wohlzufühlen. Dabei gilt die Daumenregel: Schwere Menschen liegen gut auf festeren Matratzen, leichtere auf weicheren, während viele dazwischen mit »medium« gut bedient sind. Das ist eine Frage der Architektur oder »Baustatik« Ihres Körpers, nicht der Performance (nach dem Motto »Nur die Harten kommen in den Garten«).

Die Regel ist ganz einfach: Eine unpassende Matratze begünstigt Rückenschmerzen – eine passende Matratze verhindert oder lindert Rückenschmerzen. Dabei ist, und das vergessen wir oft, der wirksamste Faktor die Zeit. Etwa ein Drittel des Tages lang drückt die Matratze von unten gegen unseren Körper. Das verändert die Stellung der Lendenwirbelsäule über die Dauer messbar. Deshalb: Lesen Sie nicht nur Warentest-Studien oder Produktrezensionen – lassen Sie sich die Matratze zur Probe nach Hause liefern! Eine gute Matratze muss Ihnen ein gutes Unterstützungsgefühl geben. Und: Sie muss es Ihnen leicht machen, sich in der Nacht zu bewegen. Sie sind schließlich keine Straßenbahn im Nachtdepot – Sie sind ein Mensch, der zwischen Tiefschlaf und Traumschlaf wechselt, der träumt, der strampelt und der sich am Morgen räkeln möchte.

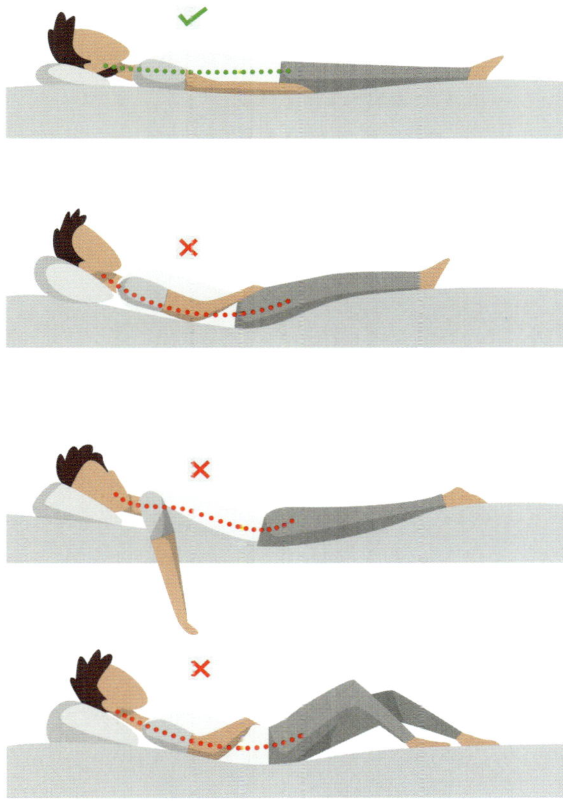

Die Matratze muss sich anpassen, nicht Sie

Eine 2026 veröffentlichte Studie von Jan-Niklas Droste und Kolleginnen und Kollegen[61] untersuchte, ob eine **modular aufgebaute Matratze die Schlafqualität von Spitzensportlern verbessern kann.** Wobei »modular« heißt: Die Matratze ist in sich segmentiert, sie passt sich an verschiedenen Stellen an den individuellen Körperdruck und die Schlafposition an. Die Frage war nun, wie sehr sich dies auf das subjektive Schlafempfinden und auf objektive physiologische Schlafparameter auswirkt.

Die Forschung wurde an der Martin-Luther-Universität Halle-Wittenberg und mehreren Partnerinstitutionen durchgeführt, darunter das Red Bull Athlete Performance Center in Österreich. Spannend: Probanden waren 43 Profifußballspieler aus der deutschen Bundesliga.

TIPP

Hören Sie auf das, was Ihr Körper Ihnen sagt. Entscheidend ist nicht, was Ihr Oura-Ring sagt. Entscheidend ist, ob Sie sich ausgeschlafen fühlen.

Um den Effekt der Matratze zu prüfen, wurden zwei Messzeiträume verglichen: eine Basisphase und eine Phase, in der die Athleten mindestens zwei Wochen lang auf dem modularen Schlafsystem schliefen. Die subjektive Schlafqualität wurde mit dem Pittsburgh Sleep Quality Index (PSQI) erfasst, die objektiven Schlafdaten über den Oura-Ring, ein validiertes Wearable zur Messung von Schlafdauer, Herzfrequenz und Temperaturverlauf.

Das Ergebnis war eindeutig: Die Spieler berichteten nach der Nutzung der modularen Matratze über eine **subjektiv deutlich bessere Schlafqualität** und ein höheres Erholungsgefühl. Interessant ist, dass gleichzeitig die **objektiv gemessenen Faktoren** wie Schlafdauer, Anteil der REM-Schlafphasen, nächtliche Herzfrequenz oder der zirkadiane Rhythmus **unverändert blieben.**

Kissen: Machen Sie Ihrem Nacken das Leben leicht

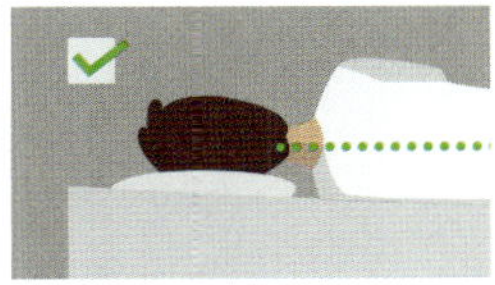

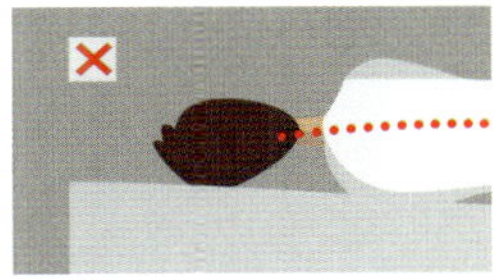

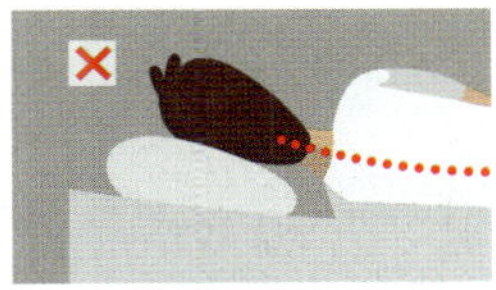

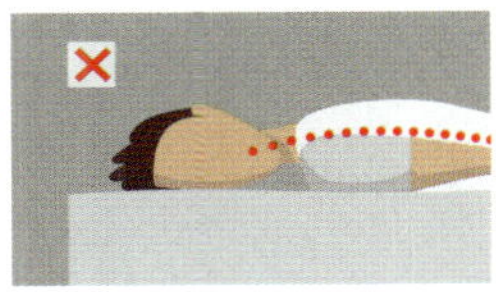

Sieben Wirbel, Bandscheiben, Sehnen, Muskeln – der Nacken ist schon von der Architektur her ein sensibles Konstrukt, dann reagiert er auch noch sensibel auf Stress und langes Sitzen am Schreibtisch. Als Rückenexperte erstaunt es mich kein bisschen, dass so viele von Ihnen unter Nackenschmerzen leiden.

Eine gute Nachricht: Oft brauchen Sie keinen Termin beim Hausarzt, beim Orthopäden oder bei mir, wenn Sie morgens verspannt aufwachen. Oft reicht ein neues Kissen: Testen Sie verschiedene Höhen, Materialien, Formen. Wenn Sie plötzlich besser durchschlafen, weniger Knacken im Hals spüren und morgens kein Ziehen zwischen den Schulterblättern haben, dann haben Sie's gefunden: Ihr Lieblingskissen. Was, das dürfen wir nicht unterschätzen, zumeist aber keine Liaison fürs Leben ist: Im Laufe der Jahre verändert sich Ihr Körper, verändern sich Ihre Gewohnheiten. Vielleicht wechseln Sie von der Rücken- auf die Seitenlage, weil Ihr Magen Probleme macht? Oder Ihre Lendenwirbel bringen Sie dazu, von der Bauch- auf die Rückenlage zu wechseln? Was auch immer sich ändert: Tun Sie Ihrem Nacken den Gefallen, und ändern Sie Ihr Kissen mit. Worauf kommt es an?

Das perfekte Kopfkissen stützt Ihren Nacken exakt so, wie es die natürliche Krümmung Ihrer Wirbelsäule, Ihre Kopfform und Halslänge vorgeben. Außerdem sollte es die Temperatur im Kopfbereich angenehm halten und Druckpunkte vermeiden helfen.

Hier sind wir wieder bei der Baustatik: Liegt Ihr Kopf zu tief oder zu hoch, verzieht sich Ihr gesamter Körper. Das führt zu Verspannungen, Druckpunkten und im nächsten Schritt zu Nacken-, Kopf- und Rückenschmerzen – und in der Folge zu schlechtem Schlaf.

- **Die richtige Kissenhöhe** macht den Unterschied zwischen Entspannung und Belastung: Schon wenige Zentimeter Höhenunterschied verändern den Druck auf die Halswirbel massiv – zu flach, und der Kopf hängt durch, zu hoch, und der Nacken wird gestaucht
- **Das richtige Kissenmaterial** sorgt für die passende Temperatur und Druckverteilung. Bei Nackenschmerzen hilfreich sind Latex- und Hybridkissen. Viele Menschen schwören aber auch auf das klassische Federkissen; die von Allergien Geplagten wählen eher solche mit Kunststofffasern.
- **Die richtige Form:** Grundsätzlich haben Sie die Wahl zwischen rechteckigen Kissen oder orthopädischen Kissen mit einer der Nackenlinie nachempfundenen Form.

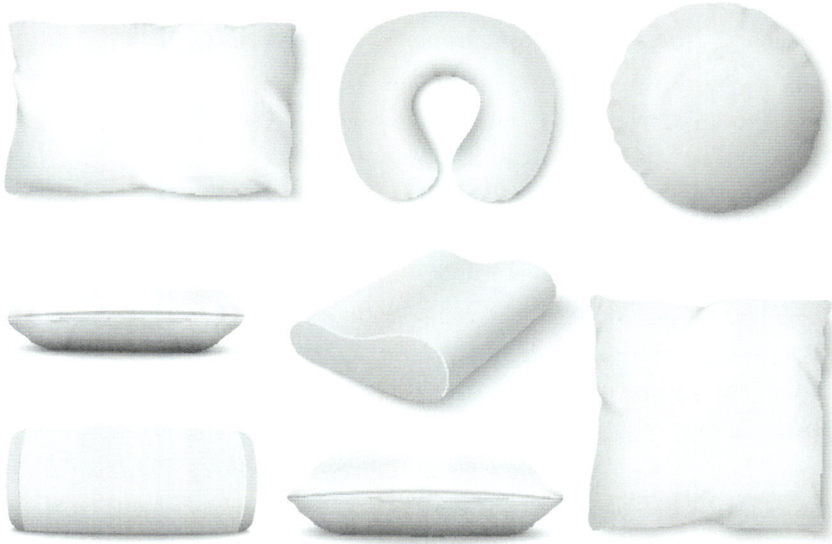

Konturkissen in Nackenform schneiden beim Reduzieren von Nackenschmerzen oft besser ab als einfache Standardkissen, vor allem bei Menschen mit bestehenden Beschwerden. Aber: Dieser Effekt tritt nur ein, wenn Sie die exakt richtige Höhe erwischen und auch die richtige Härte. Deshalb gibt es Speziallösungen wie wassergefüllte oder luftverstellbare Kissen. Hier lassen sich Höhe und Festigkeit perfekt anpassen. Forscher aus Japan konnten kürzlich zeigen, dass individuell in der Höhe angepasste Kissen Schmerzen um bis zu 50 Prozent reduzieren können.[62] In klinischen Studien schneiden derartige Kissen ganz besonders gut ab, in der Praxis funktionieren sie nicht für jeden (»Herr Professor, das gluckert!«). Deshalb habe ich auf Reisen mein kleines flauschiges Kuschelkissen dabei …

Latexkissen ohne Konturschnitt sind da oft der pragmatische Mittelweg. Meine Patientinnen und Patienten jedenfalls berichten nach dem Schlaf auf einem solchen Kissen seltener über morgendliche Nacken- und Schulterschmerzen als bei Feder- oder einfachen Schaumkissen. Sie reagieren gut auf Bewegung, was nachts wichtig ist. Wir drehen uns ja.

Und doch stehen **klassische Daunen- oder Federkissen** bei vielen von Ihnen hoch im Kurs – es ist eine Frage der Gewohnheit. Sie passen sich schnell an, geben aber nachts oft nach, was für Bauchschläfer gut ist, für Seiten- und Rückenschläfer aber schwierig sein kann.

Ich muss immer noch schmunzeln, wenn ich an einen meiner Patienten denke, der morgens ganz verstört in die Praxis kam und klagte: »Mein Kopf war ganz elektrisch!« Er meinte die gefühlte elektrostatische Aufladung seines allergikerfreundlichen **Polyesterkissens**, vermutlich. Vielleicht war ihm das Kissen auch zu warm: Ein zu warmes Kissen aktiviert den Sympathikus, also den Teil des Nervensystems, das macht uns wach. Kühlere Kissen helfen beim Einschlafen und auch beim Durchschlafen – deshalb wenden manche von Ihnen Ihr Kopfkissen in der Nacht einmal um. Oder mehrmals.

Bitte nicht falsch herum!

Es ist ein bisschen kontraintuitiv – aber bei einem Konturkissen gehört **die dickere Seite zum Körper**, also unter den Nacken, **die dünnere Seite zeigt nach oben**, Richtung Scheitel.

Warum das so ist, merkt man sofort, wenn man sich die Aufgabe des Kissens klarmacht. **Ein orthopädisch geformtes Nackenkissen soll nicht den Kopf hochdrücken, sondern den Nacken abstützen.** Der Kopf selbst darf ruhig etwas tiefer liegen. Dafür ist die Mulde da. Für die Seitenlage gilt: Je breiter die Schulter, desto wichtiger ist die passende Gesamthöhe des Kissens. Auch hier stützt die dickere Seite den Hals, nicht den Kopf.

In der Praxis sehe ich ständig, dass Konturkissen falsch herum benutzt werden. Sogar bei der Recherche für dieses Buch habe ich in Bilddatenbanken etliche Fotos gefunden, bei denen das Kissen falsch herum lag. Wahrscheinlich, weil es so der gelernten Form des Federkissens ähnlicher sieht.

Falls Sie also den Eindruck haben, Ihr orthopädisches Kissen bringt nichts – schauen Sie noch mal nach, ob es richtig liegt und die Kuhle zwischen Schulter und Kopf ausfüllt.

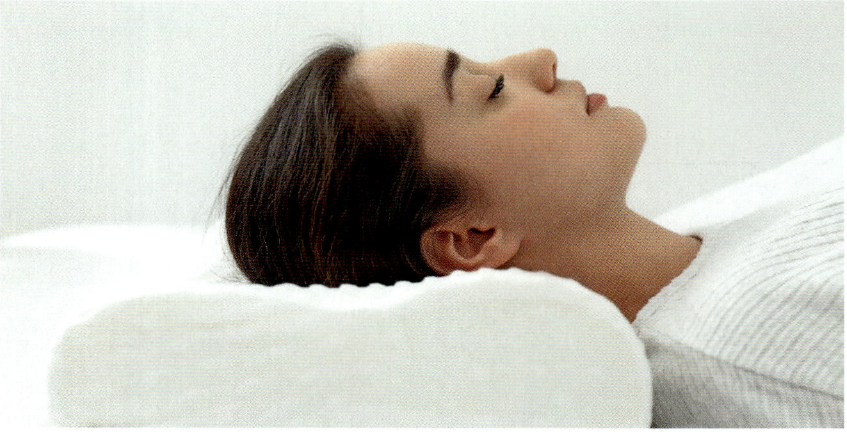

Bettdecken: Nicht alles ist für jeden was

Die *Mikroklimazone*, also die Temperatur und Feuchtigkeit zwischen Haut, Decke und Matratze, ist eine der wichtigsten Bedingungen für guten Schlaf. Das Klima auf der Welt ist überall verschieden, deshalb ist es nicht verwunderlich, dass Sie überall unterschiedliche Bettdecken finden: Von dünnen Laken über Federbetten bis hin zu mehreren aufgeschichteten »Plümmos«, unter denen Sie verschwinden wie der Salat im Burger, gibt es alles. Entscheidend für Ihre Schlafqualität ist das Material:

- **Daunen** fördern bei kühleren Bedingungen den Tiefschlaf.
- **Polyester** ist perfekt für Allergiker; es kann in kühlen Räumen angenehm sein, im Sommer aber zu heiß werden.
- **Wolle** hilft älteren Menschen beim Einschlafen, auch an warmen Tagen.
- **Leinen** kann in heißen Nächten die Schlafqualität verbessern, weil es Feuchtigkeit sehr gut ableitet.

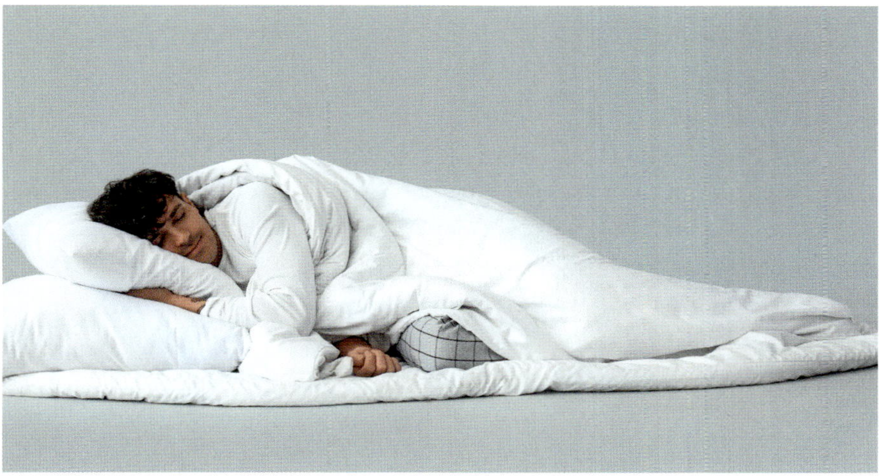

Genau wie bei Matratzen sind auch Bettdecken nicht nur ein Thema für die Medizin, sondern auch für's Marketing. So kommen Jahr für Jahr neue Spezialdecken auf den Markt. Manchmal ist etwas Sinnvolles dabei:

- »**Cooling-Decken**« bestehen aus einem Material, das sich auf der Haut kühl anfühlt (gibt es übrigens auch für Hunde, die unter Sommerhitze leiden). Wenn Sie unter einer solchen Decke schlafen, schwitzen Sie weniger und haben ein insgesamt besseres »Bettgefühl«, ohne dass sich Ihre objektiv messbare Schlafqualität groß verändert.[63]
- **Gewichtsdecken** sind meist gefüllt mit Glasperlen. Menschen mit Depressionen, Angststörungen oder ADHS schlafen unter Gewichtsdecken tendenziell besser: Sie wachen seltener auf, haben weniger Tagesmüdigkeit, fühlen sich insgesamt emotional stabiler.[64] Auch viele Menschen ohne diese Symptome schlafen in stressigen Zeiten unter einer Gewichtsdecke besser. Einfach ausprobieren.

Das Prinzip dahinter: Der gleichmäßige Druck auf den Körper aktiviert Nervenrezeptoren in der Haut und löst eine Art Beruhigungsreaktion im Nervensystem aus. Dabei wird das parasympathische Nervensystem aktiviert – der Teil, der uns herunterfährt, Puls und Atmung beruhigt, Muskeln entspannt. Viele beschreiben denn auch ein Gefühl von Geborgenheit, andere von Sicherheit. In Interviews mit depressiven Patientinnen sagten einige, dass das Gewicht »den Kopf stoppt«, weil der Körper endlich etwas »zum Anlehnen« hat.[65]

Und doch bin ich da vorsichtig: Menschen mit Rückenproblemen oder Rückenschmerzen können sich beim mühsamen Umdrehen gegen den schweren Widerstand der Bettdecke einen verrutschten Wirbel einhandeln. Auch Menschen mit schwerer Schlafapnoe oder Herzproblemen sollten vorsichtig sein, da die zusätzliche Last die Atmung beeinträchtigen kann.

Ach du dicker Teddy

Kuscheltiere mit Gewicht – also Stofftiere, die mit Glasperlen, Sand oder Metallkügelchen gefüllt sind – funktionieren nach dem gleichen Prinzip wie Gewichtsdecken. Sie üben sanften, gleichmäßigen Druck auf den Körper aus, und weil sie schwer und kuschelig sind, fühlt es sich ein wenig an, als hätte man einen lieben Hund auf dem Schoß oder eine Katze. Zumindest fühlt es sich für Kinder so an, für Menschen mit Demenz – und wohl auch für Menschen mit Fantasie. Was spricht denn auch gegen Kuscheltiere in Betten von »großen Leuten«? Wenn ein schwerer Teddybär beim Schlafen hilft, warum nicht? Wer gut schlafen will, muss nicht den harten Helden spielen.

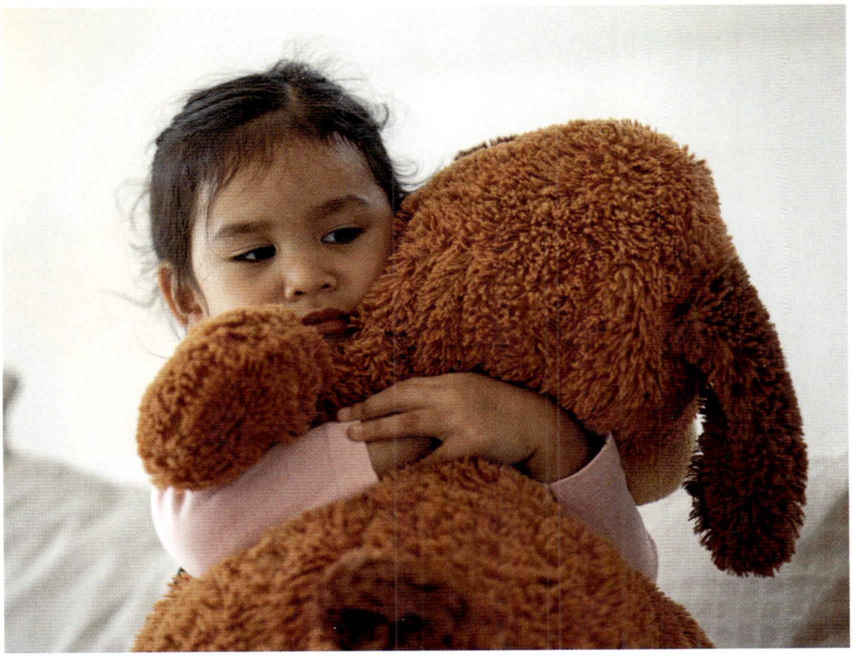

Schlafpositionen: Hauptsache, entspannt.

Was liest man nicht alles über Schlafpositionen: Wer wie ein »Seestern« schlafe (also auf dem Rücken, alle Arme und Beine von sich gestreckt), der sei empathisch; wer schlafe wie ein Fallschirmspringer (wie das wohl aussieht?), sei gesellig bis nervig, wer sich einrolle wie ein Fötus, sei verletzlich. Nun ja. Als Mediziner, der sich auf Rückenleiden spezialisiert hat, sehe die verschiedenen Schlafpositionen eher als Folge des individuellen Körperbaus: Wie genau ist das Skelett gebaut? Gibt es eine Tendenz zu Schmerzen in den Lenden oder Schultern? Wie robust oder empfindlich sind die Schultergelenke? Der Nacken? Lässt die Nasenscheidewand freies Atmen zu? Drückt der Magen? All das beeinflusst, wie wir uns am Abend in unsere Betten einkuscheln und auch, wie wir am Morgen aufwachen – was je nach Naturell komplett anders aussehen kann: Kopf am Fußende, Bettdecke weggestrampelt, Socken im Gesicht, Katze auf dem Bauch, aus dem Bett gefallen, alles ist möglich.

Nur wenige Menschen halten in der gesamten Nacht eine einzige Schlafposition bei. Die meisten bewegen sich mal in diese, mal in jene Position, wir können pro Nacht von bis zu 25 Drehungen ausgehen. »In der bevorzugten Position verbringen wir nur bis zu 60 Prozent der Nacht«, hat Ingo Fietze, Leiter des Interdisziplinären Schlafmedizinischen Zentrums an der Berliner Charité, im Magazin Focus erklärt.[66] Seiner Erfahrung nach hängt die »Umdrehungszahl« davon ab, wie schwer ein Mensch ist (je schwerer, desto weniger Bewegung), wie alt ein Mensch ist (jüngere drehen sich mehr) und von seinem Geschlecht (Frauen drehen sich seltener).

Seitenlage: Der Klassiker

Die meisten Menschen schlafen auf der Seite – und das ist tatsächlich eine gute Entscheidung. Denn wer sich richtig bettet, tut seinem Rücken, seinem Herzen und sogar seiner Verdauung etwas Gutes.

Rückenfreundlich und entspannt: In der Seitenlage kann sich die Wirbelsäule wunderbar entspannen. Aber nur, wenn sie gerade bleibt: Schulter und Becken sollten deshalb so tief in die Matratze einsinken, bis kein Hohlkreuz oder Knick mehr entstehen kann. Eine gute, anpassungsfähige Matratze ist aus diesem Grund ideal. Noch besser: ein Kissen zwischen die Knie klemmen. Wer dann auch noch das obere Bein leicht anzieht und das untere lang macht, entlastet Rücken und Hüfte optimal.

Gut für Magen und Verdauung: Wussten Sie, dass der Magen nicht symmetrisch im Bauch liegt? Wenn Sie auf der rechten Seite schlafen, kann Magensäure leichter in die Speiseröhre zurückfließen. Das nennt sich Reflux und ist alles andere als angenehm. Wenn Sie zu Sodbrennen neigen, schlafen Sie also besser auf der linken Seite. So bleibt die Magensäure da, wo sie hingehört.

Ein Herz für die linke Seite: Auch das Herz liebt die linke Seitenlage. Die Hauptschlagader biegt nach links ab, und in dieser Position arbeitet das Herz

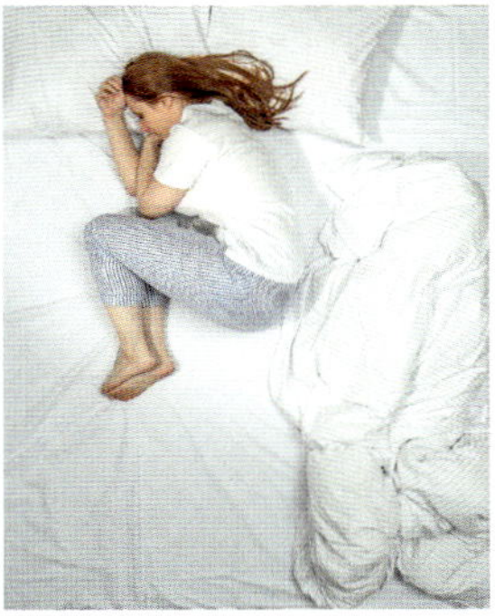

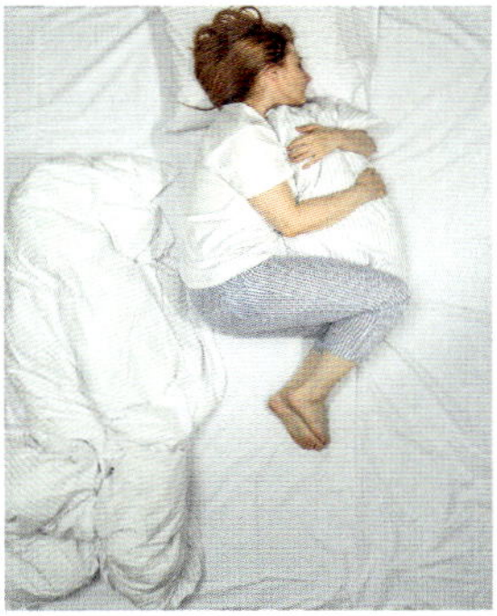

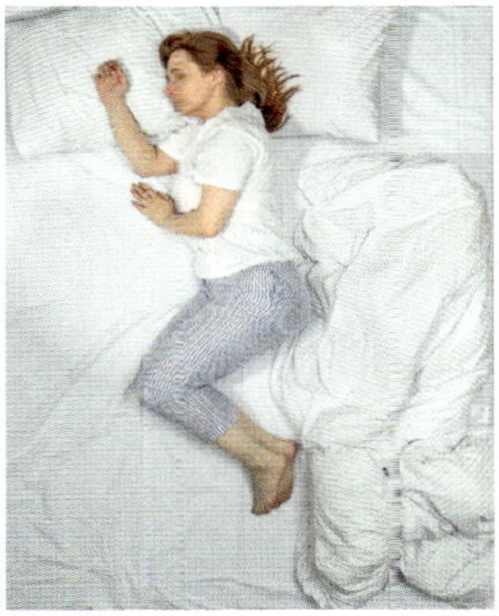

ein bisschen leichter. Aber: Viele Menschen mit Rhythmusstörungen wollen Ihren Herzschlag nicht hören, sie schlafen lieber rechts.

Besser atmen, weniger schnarchen: Auf der Seite zu schlafen, hilft außerdem der Atmung. Kiefer und Zunge rutschen nicht so leicht nach hinten, die Atemwege bleiben frei, und das Schnarchen nimmt ab. Wer unter Schlafapnoe leidet, sollte unbedingt auf der Seite liegen, das ist die sicherste Position für einen ruhigen, gleichmäßigen Schlaf (mit Atemmaske sieht es wieder anders aus, damit schläft man gegebenenfalls lieber auf dem Rücken). Wie ich!

Seitenschläferkissen richtig benutzen

Seitenschläferkissen sehen aus wie eine lange Wurst. Sie sind so lang, dass man den Kopf darauflegen und sie entlang der gesamten Körperseite umarmen kann, sodass der Körper stabilisiert und der Rücken entlastet wird. Das hat Vor- und Nachteile:

Der Vorteil: Man dreht sich seltener hin und her. Dadurch können Nacken und Wirbelsäule entlastet werden (im Doppelbett auch der Schlaf der anderen Person).

Der zweite Vorteil: Die Tiefschlafphase kann sich verlängern. Denn wer sich weniger bewegt, wacht tendenziell weniger häufig auf.

Der Nachteil: Es ist auch möglich, dass Sie, wenn Sie sich wälzen wollen, die Rolle Sie dabei aber stört, aufwachen.

TIPP

Um ein solches Kissen zu nutzen, legen Sie den Kopf, den oberen Arm und das obere Bein auf das Kissen, so bleibt die Wirbelsäule gerade.

Rückenlage: Nicht für alle ideal

In Rückenlage verteilt sich das Körpergewicht gleichmäßig – das entlastet die Bandscheiben, und die Wirbelsäule kann in einer angenehm neutralen Position ruhen. Klingt perfekt? Ist es auch – zumindest, wenn ein paar Bedingungen stimmen.

Rückenfreundlich, wenn die Unterlage passt: Menschen mit chronischen Rückenschmerzen empfinden die Rückenlage oft als angenehm – aber nur, wenn Matratze und Kissen den Körper richtig unterstützen. Auf einer zu weichen oder durchgelegenen Matratze wird aus der guten Rückenlage eine krumme Nacht im »Hängematten-Stil«. Ist die Matratze dagegen zu hart, biegt sich der Rücken in ein unangenehmes Hohlkreuz. Ein Kissen unter den Knien hilft: Es entlastet den unteren Rücken, verringert die Spannung im Lendenbereich und sorgt für ein natürlicheres Liegegefühl.

Nicht ideal für Schwangere: Während der Schwangerschaft ist die Rückenlage für die meisten nicht empfehlenswert. Das Gewicht des ungeborenen Kindes kann auf die großen Blutgefäße drücken und den Blutfluss erschweren, was Herz und Kreislauf belastet. Hier ist die Seitenlage eindeutig die bessere Wahl, oft helfen Seitenschläferkissen.

Herz und Kreislauf profitieren – mit Einschränkungen: Für Menschen mit Bluthochdruck oder Herzproblemen kann die Rückenlage vorteilhaft

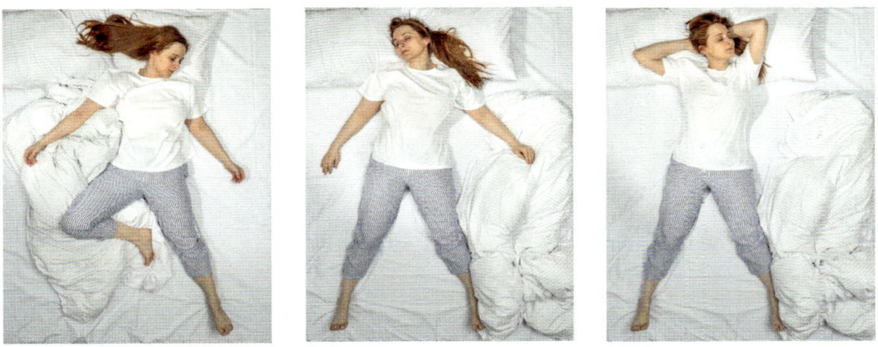

sein. Sie unterstützt eine gleichmäßigere Atmung und kann den Herzrhythmus stabilisieren. Wer allerdings an einer Herzschwäche leidet, sollte nicht ganz flach liegen: besser das Kopfteil leicht anheben, um den Kreislauf zu entlasten.

Vorsicht bei Schnarchen und Schlafapnoe: So angenehm die Rückenlage für den Rücken sein kann, für die Atmung kann sie zum Problem werden. Auf dem Rücken rutscht die Zunge leicht nach hinten und verengt die Atemwege. Das führt dazu, dass Schnarchen häufiger und Atemaussetzer (Schlafapnoe) wahrscheinlicher werden. Wer dazu neigt, schläft besser auf der Seite.

Bauchlage: Wenn möglich vermeiden

Aus ärztlicher Sicht lässt sich zur Bauchlage eigentlich nur eines sagen: bitte nicht. Denn wer auf dem Bauch schläft, dreht den Kopf meist stundenlang zur Seite – die Halswirbelsäule bleibt dauerhaft verdreht, die Nackenmuskulatur steht unter Spannung. Gleichzeitig drückt das Körpergewicht den unteren Rücken ins Hohlkreuz, wodurch die Lendenwirbelsäule stärker belastet wird. Das führt auf Dauer zu Verspannungen, Rückenschmerzen oder sogar Fehlhaltungen. Für die meisten Erwachsenen ist sie keine gute Wahl.

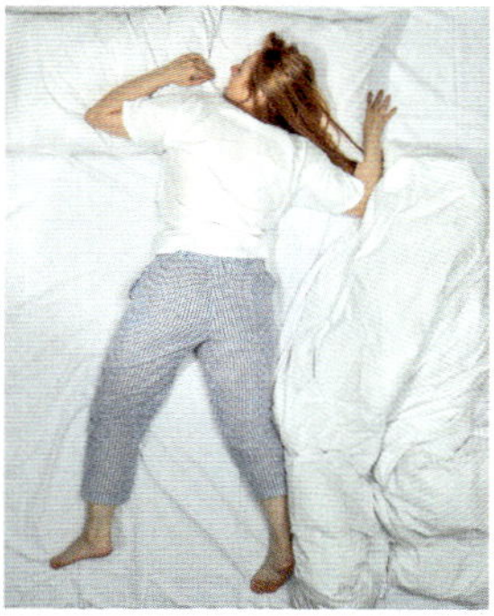
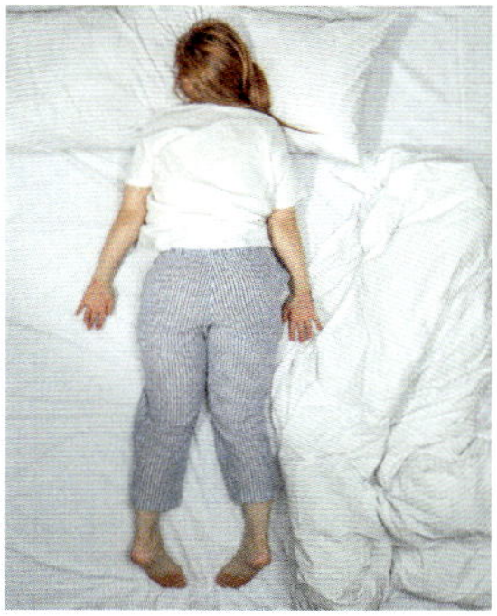
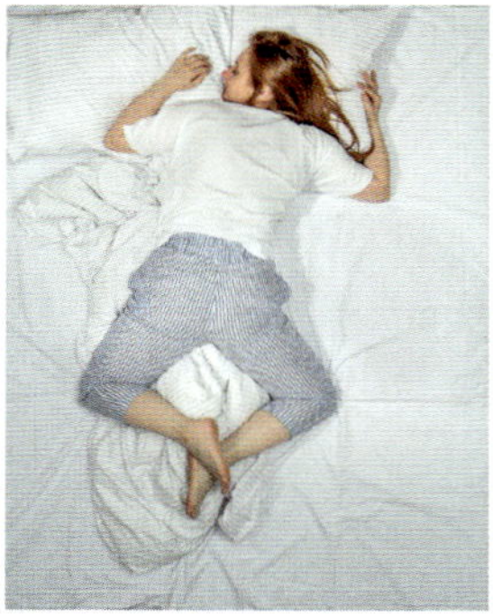

Es gibt jedoch Ausnahmen: Bei Reflux oder bestimmten Lungenerkrankungen kann die Bauchlage gezielt therapeutisch eingesetzt werden, weil sie den Rückfluss von Magensäure mindert oder die Belüftung der Lunge verbessert – vielleicht erinnern Sie sich an die Bilder aus den Intensivstationen der Covid-Zeit … Diese Anwendung sollte aber nur unter ärztlicher Anleitung erfolgen.

Achtung bei Babys: Bei Säuglingen ist die Bauchlage sogar riskant. Große Studien zeigen, dass sie das Risiko für Atemprobleme und plötzlichen Kindstod (SIDS) erhöht. Daher sollten Babys zum Schlafen grundsätzlich auf dem Rücken oder auf der Seite liegen.

Wenn es ohne nicht geht: Manche Menschen können einfach nicht anders – und wachen immer wieder auf dem Bauch auf. In diesem Fall gilt: so schonend wie möglich schlafen. Am besten ein dünnes Kopfkissen verwenden, um den Nacken nicht zu überstrecken. Zusätzlich kann ein kleines Kissen unter dem Becken helfen, damit die Wirbelsäule in einer möglichst geraden Linie bleibt. Ich liebe das Zwischenmodell: die seitliche Bauchlage mit Kissenumarmung.

Schlafen Sie doch, wie Sie wollen!

Eigentlich ist es ganz einfach: Die perfekte Schlafposition gibt es nicht. Am gesündesten ist es, wenn sich der Körper während der Nacht immer wieder bewegen kann. So werden Druckstellen entlastet, die Durchblutung bleibt in Schwung, und Muskeln sowie Gelenke bekommen die Abwechslung, die sie brauchen.

Horchen Sie am Morgen in sich hinein: gut geschlafen? Oder zwickt es irgendwo? Folgen Sie den Signalen des eigenen Körpers (und nicht den Schlaf-Horoskopen aus den Untiefen der digitalen Welt). Oft reichen schon kleine Veränderungen – ein zusätzliches Kissen hier, eine andere Lage dort, eine Wärmflasche oder Socken für die kalten Füße –, um eine spürbar bessere Nacht zu haben.

Commitment ist auch eine Lösung

ACT steht für **Acceptance and Commitment Therapy**, auf Deutsch so etwas wie Akzeptanz- und Commitment-Therapie. Statt den schlechten Schlaf oder die Grübeleien mit aller Macht wegzuschieben (»Ich darf jetzt nicht grübeln!«) oder wie bei der paradoxen Intention direkt zu konfrontieren (»Okay, dann schlafe ich halt gar nicht!«), geht es hier darum, die Schlaflosigkeit erst mal als das anzunehmen, das sie nun mal ist: ein großer Mist – allerdings ein Mist, von dem man sich nicht die Laune verderben lässt. ACT sagt: **»Okay, Schlaflosigkeit, du bist da – aber du bestimmst nicht mein Leben.«**

TIPP

Üben Sie, Ihre Gedanken zu beobachten, statt sie zu bekämpfen. Unangenehme Gefühle dürfen da sein, doch Sie richten den Fokus bewusst auf das, was im Leben wichtig ist: Menschen, Liebe, Freude. Warum es wirkt? Weil Annehmen oft der erste Schritt zur Veränderung ist.

Eine große Studie mit 227 Menschen hat ACT direkt mit der klassischen kognitiven Verhaltenstherapie (CBT) verglichen. Ergebnis: Beide helfen richtig gut – die Schlafprobleme wurden deutlich weniger, und das blieb auch so. CBT war etwas schneller wirksam; wer ACT absolvierte, fühlte sich nach ein paar Monaten genauso erholt wie die CBT-Gruppe, nur eben ohne strenge Schlafrestriktion und Stimuluskontrolle.[67]

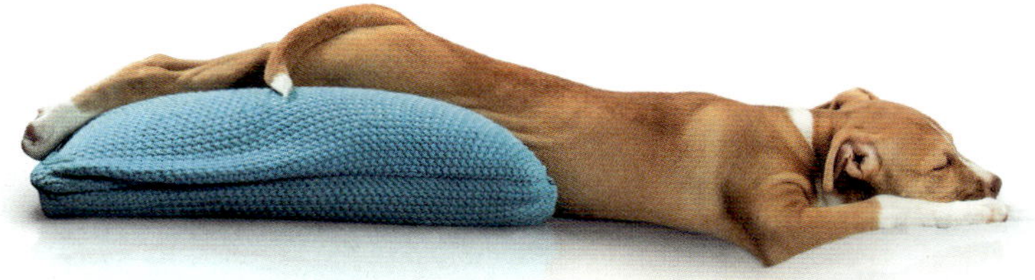

Sonnenaufgang statt Piep-piep-piep

Auf der Hitliste der unangenehmen Geräusche steht für mich das Wecker-Piepen auf Platz eins. Zum Glück wache ich oft schon gegen sechs Uhr morgens von allein auf. Wenn ich am Abend jedoch lange Termine hatte, brauche ich am Morgen einen Wecker.

Gewöhnungsbedürftig, aber nach einer Weile ausgesprochen angenehm sind Tageslichtwecker. Sie lassen eine halbe Stunde vor der gewünschten Weckzeit langsam warmes Licht durch das Schlafzimmer fluten. Zunächst ist es ganz sachte dunkelorange, dann wird es immer heller und kitzelt uns schließlich wach. Das Licht dringt nämlich durch die geschlossenen Augenlider auf die Netzhaut und signalisiert dem Gehirn: »Es wird Tag.« Darauf reagiert unsere innere Uhr. Unser Körper schaltet von Nacht auf Tag um, ohne dass wir das Gefühl haben, aus dem Tiefschlaf gerissen worden zu sein.

In einer Studie der Universität Groningen etwa zeigte sich, dass eine künstliche Morgendämmerung Schlafprobleme deutlich reduzierte. Spannend: Ausschlaggebend war nur das künstliche Morgenlicht; Melatonin sank nicht früher ab.[68] Eine weitere Untersuchung aus Basel fand heraus, dass Tageslichtwecker die Stimmung verbessern, die Konzentrationsleistung selbst bei leichtem Schlafmangel pushen und das Wachhormon Cortisol messbar früher ansteigen lassen.[69] Was aussieht wie ein taghelles Studienergebnis, wurde allerdings in Kooperation mit einem Glühbirnenhersteller durchgeführt, der auch Tageslichtwecker vertreibt. Insofern: Probieren Sie einfach aus, ob es für Sie funktioniert.

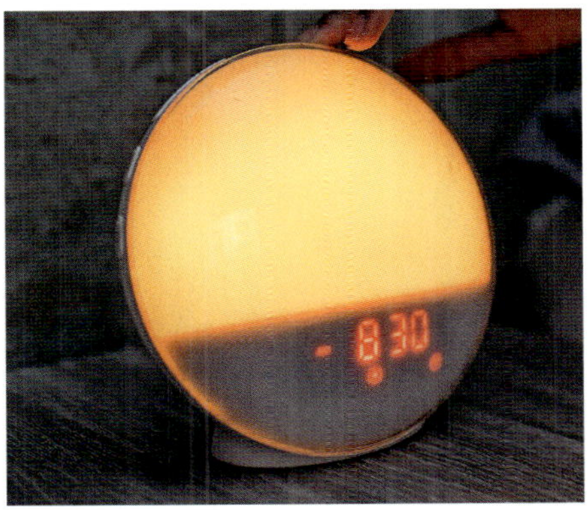

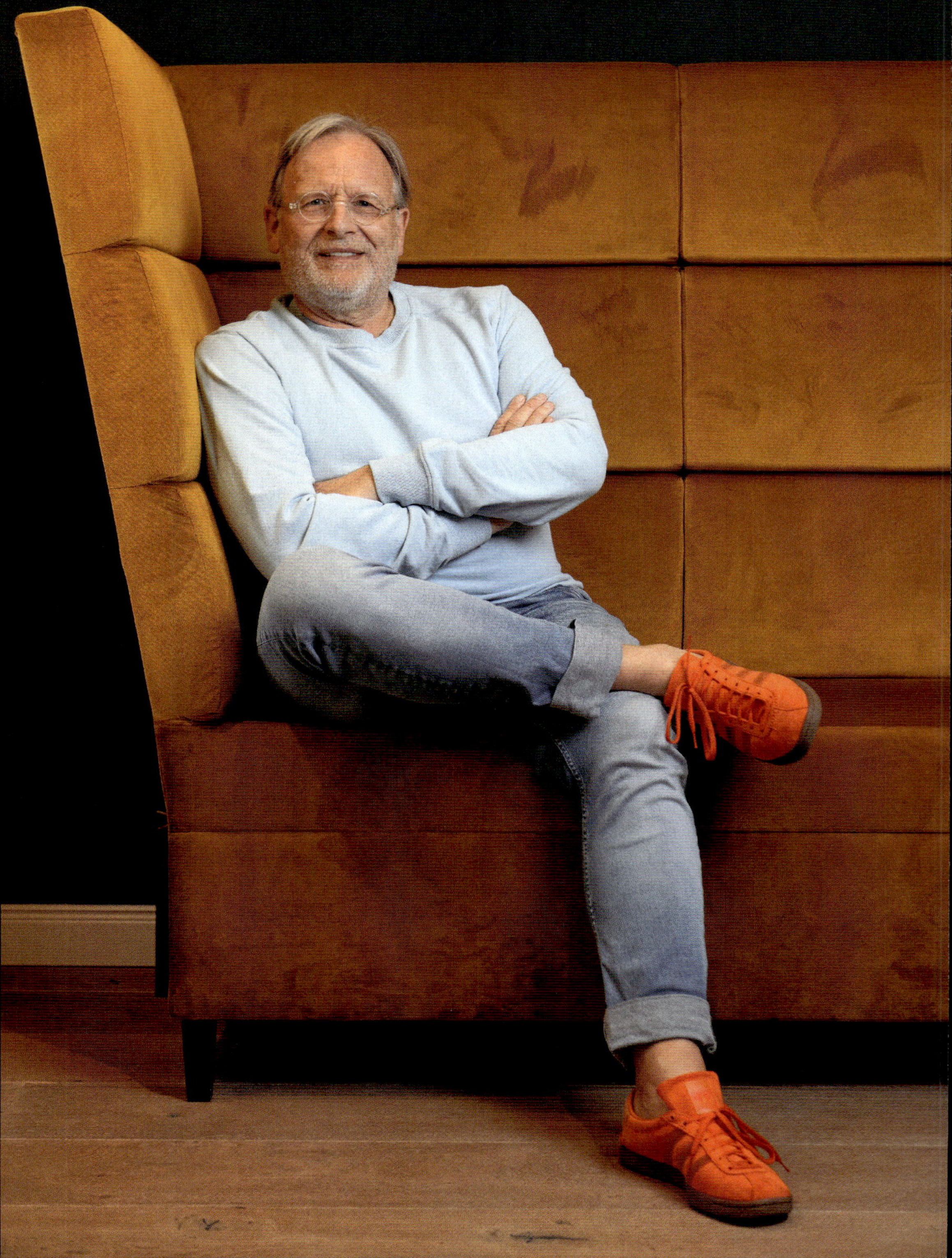

7

Meine Gut-Schlafen-Formel

Schlafen, träumen, heilen ★ ★ ★

Dunkel schlafen: Nutzen Sie eine Schlafmaske, um Lichtquellen auszublenden. Das fördert die Melatonin-Ausschüttung und signalisiert Ihrem Körper, dass es Zeit zum Abschalten ist.

Tiefschlaf ist Heilschlaf: Bei Fieber helfen Wadenwickel und kühle Tücher auf der Stirn. Das senkt die Körpertemperatur und ermöglicht ruhigeren Schlaf – auch wenn Sie zwischendurch aufwachen.

Biphasischer Schlaf: Testen Sie, ob Sie mit zwei Schlafphasen (z. B. nachts plus mittags) besser zurechtkommen als mit einem Nachtschlaf »im Block«. In vielen Kulturen ist eine Siesta (Mittagspause) üblich, sie kann den Tag entspannter gestalten.

Krankenhausvorbereitung: Nehmen Sie Ohrstöpsel oder Kopfhörer, eine Schlafmaske und Ihr Lieblingskopfkissen mit, wenn Sie stationär behandelt werden. Das hilft, trotz Lärm und Licht besser zur Ruhe zu kommen.

Wie unsere innere Uhr tickt ★ ★ ★

Tageslicht nutzen: Gehen Sie morgens für 10 bis 15 Minuten nach draußen, selbst bei bewölktem Himmel. Das blaue Licht im Sonnenlicht stoppt die Melatonin-Produktion und bringt Ihren Cortisolspiegel in Tagesform.

Mittagsschlaf begrenzen: Halten Sie Ihren Mittagsschlaf auf 20 bis 30 Minuten und beenden Sie ihn vor 15 Uhr. Längere oder spätere Nickerchen stören den Nachtschlaf und reduzieren den Schlafdruck.

Abends Lampen dimmen: Reduzieren Sie ab 19 Uhr künstliches blaues Licht (Handy, PC, LED-Lampen). Nutzen Sie stattdessen warmes Licht oder Blaulichtfilter – das fördert die natürliche Melatoninausschüttung am Abend.

Schlafenszeiten anpassen: Wenn Sie nachts oft wach werden, gehen Sie abends bewusst eine Stunde später ins Bett. Der erhöhte Schlafdruck hilft, nach dem Aufwachen schneller wieder einzuschlafen.

Chronotyp respektieren: Wenn Sie eine »Eule« sind, verschieben Sie nach Möglichkeit Ihren Tages- und Nachtrhythmus nach hinten – und als »Lerche« nach vorne. Akzeptieren Sie Ihren Rhythmus, statt dagegen anzukämpfen.

Gut essen, gut schlafen

Abendessen nicht zu spät: Essen Sie Ihre letzte Mahlzeit zwei bis drei Stunden vor dem Schlafengehen. So kann Ihr Verdauungssystem herunterfahren, ohne dass spätabendliche Snacks den Schlaf stören oder die Insulinsensitivität beeinträchtigen.

Flüssigkeitsmanagement: Trinken Sie über den Tag verteilt 1,5–2 Liter Wasser oder ungesüßten Tee. Stellen Sie ab 19 Uhr die Flüssigkeitszufuhr schrittweise ein, um nächtliche Toilettengänge zu vermeiden, aber auch nicht vor Durst aufzuwachen.

Koffeingrenze: Trinken Sie nach 14 Uhr keinen Kaffee mehr. Koffein blockiert die Müdigkeitssignale.

Alkohol meiden: Verzichten Sie abends auf Alkohol. Er stört die REM-Schlafphase und führt zu unruhigem Schlaf, selbst wenn er zunächst einschläfernd wirkt.

Eiweißreiche Ernährung: Gönnen Sie sich Lebensmittel mit Tryptophan (z. B. Nüsse, Eier, Fisch, Hülsenfrüchte). Ihr Körper braucht diese Aminosäure, um Melatonin selbst zu produzieren.

Zuckerqualität wählen: Bevorzugen Sie komplexe Kohlenhydrate (Vollkorn, Hülsenfrüchte). Vermeiden Sie Weißmehl, Süßes und Softdrinks – sie destabilisieren den Blutzucker und stören den Schlaf.

Fettverdauung beachten: Essen Sie fettreiche Speisen (Nüsse, Avocado, Olivenöl) bevorzugt mittags, da die Verdauung nachts verlangsamt ist und Fette länger im Magen bleiben. Hummus am frühen Abend optimiert die Fett- und Zuckerverdauung.

Natürliche Schlafhelfer: Nutzen Sie Baldrian, Hopfen oder Melisse als Tee oder in Kapselform, um die Einschlafzeit zu verkürzen. Kombinieren Sie dies mit einer beruhigenden Abendroutine (z. B. Lesen, leichte Musik).

Magnesium supplementieren: Bei nächtlichen Wadenkrämpfen oder innerer Unruhe können 200 bis 300 mg Magnesium (z. B. als Citrat) am Abend helfen. Achten Sie auf eine ausgewogene Dosierung, um abführende Effekte zu vermeiden.

Gesund bewegen, tief schlafen

Hallo, Morgensonne! Gehen Sie frühmorgens für 10 bis 15 Minuten an die frische Luft oder machen Sie Dehnübungen. Das synchronisiert Ihre innere Uhr und fördert tieferen, erholsameren Schlaf am Abend.

Schritte, Schritte, Schritte: Bewegung braucht nicht immer eine Sporthose. Legen Sie im Alltag so viele Strecken wie möglich zu Fuß zurück – nicht nur die tägliche Schrittzahl macht den Unterschied, sondern die Kontinuität.

Moderate Abendbewegung: Integrieren Sie leichte Bewegung wie Spaziergänge, Yoga oder lockeres Laufen zwischen 17 und 19 Uhr. Oder probieren Sie abends sanfte Yoga- (z. B. Yin-Yoga) oder Tai-Chi-Übungen. So aktivieren Sie den Parasympathikus, senken Cortisol und fördern das Einschlafen.

Kombitraining nutzen: Besonders effektiv ist eine Kombination aus Ausdauertraining (Gehen, Laufen, Radfahren, Schwimmen) und moderatem Krafttraining (z. B. Körpergewichtsübungen). Studien zeigen, dass diese Mischung Schlafqualität, Blutzucker und Tagesenergie verbessert.

Am späten Abend intensives Training vermeiden: Verzichten Sie auf anstrengendes Krafttraining oder HIIT nach 21 Uhr. Der Körper braucht Stunden, um nach hochintensivem Sport herunterzufahren – sonst stört Adrenalin das Einschlafen.

Stretching-Routine etablieren: Dehnen Sie sich täglich vor dem Schlafengehen 5–10 Minuten. Das reduziert Muskelspannungen, verbessert die Durchblutung und verlängert die Tiefschlafphasen.

Massagen einplanen: Gönnen Sie sich gelegentlich eine Massage – selbst eine kurze Selbstmassage der Füße oder Nackenpartie entspannt. Berührungen senken Stresshormone und aktivieren den Erholungsmodus.

Tschüss, Stress

Medienkonsum reduzieren: Vermeiden Sie abends Nachrichten oder Social Media mit emotional aufgeladenen Bildern. Diese aktivieren Ihr Stresssystem und stören das Einschlafen. Lesen Sie stattdessen ein Buch (auf Papier) oder hören Sie beruhigende Musik.

Konflikte klären: Versöhnen Sie sich vor dem Schlafengehen, wenn es tagsüber Streit gab. Ein offenes Gespräch oder eine Entschuldigung lässt beide Seiten entspannter schlafen.

Schaukelbewegung nutzen: Probieren Sie sanftes Schaukeln (z.B. in einem Schaukelstuhl, einer Hängematte oder auf einem schwingenden Bett). Das fördert das Einschlafen sowie die Tiefschlafphasen.

Abendbad nutzen: Nehmen Sie gelegentlich 30 bis 60 Minuten vor dem Schlafengehen ein warmes Vollbad oder Fußbad mit Lavendel- oder Salzzusätzen. Der anschließende Temperaturabfall signalisiert dem Körper, dass es Zeit zum Schlafen ist.

Vertraute Klänge nutzen: Hören Sie abends bekannte Geschichten oder Musik. Das Gehirn entspannt sich durch »predictive coding« – es muss nicht aktiv verarbeiten, was als Nächstes kommt, und schaltet schneller in den Schlafmodus.

Paradoxe Intention anwenden: Wenn Sie nicht einschlafen können, sagen Sie sich bewusst: »Ich bleibe heute einfach wach.« Das reduziert den Leistungsdruck – und irgendwann schlafen Sie entspannt ein.

Stress abladen: Schreiben Sie abends 5 Minuten lang auf, was Sie am nächsten Tag erledigen müssen. Das »Cognitive Offloading« entlastet Ihr Gehirn und verhindert nächtliches Grübeln.

Bodyscan durchführen: Scannen Sie nach dem Zubettgehen Ihren Körper von den Zehen bis zum Kopf. Konzentrieren Sie sich auf körperliche Empfindungen (Wärme, Spannung, Kribbeln). Das unterbricht Grübelgedanken und aktiviert den Parasympathikus.

Atemübungen praktizieren: 4711-Atmung: 4 Sekunden einatmen, 7 Sekunden halten, 11 Sekunden ausatmen. Wechselatmung: abwechselnd durch ein Nasenloch ein- und ausatmen. Tiefe Bauchatmung: Hand auf den Bauch legen und bewusst dorthin atmen. Diese Übungen senken den Puls und bereiten den Körper auf den Schlaf vor.

Rituale für Babys und Kinder: Bei Babys: Tragen, Wiegen und Singen statt starre Schlaf-Trainingsmethoden. Sicherheit und Bindung sind entscheidend – Schlaf entwickelt sich natürlich. Bei älteren Kindern helfen vertraute Einschlafrituale mit Liedern und Geschichten ... oder Kopf und Rückenkraulen.

Besser liegen, prima schlafen

Das Bett ist zum Schlafen da: Liegen Sie in der Nacht stundenlang wach, grübeln, fürchten sich, dann merkt sich Ihr Gehirn: Das Bett ist kein guter Ort. Stehen Sie deshalb auf, wenn Sie nicht schlafen können, und legen Sie sich erst wieder hin, wenn Sie wirklich müde sind. Auch tagsüber gilt: Arbeit, Essen und alles, was nicht ins Bett gehört, findet woanders statt.

Schlafumgebung prüfen: Wenn Sie nachts aufwachen, überprüfen Sie Störfaktoren: Ist die Raumtemperatur angenehm? Gibt es Lärmquellen? Stört Sie Ihr eigenes Gerümpel? Eine optimale Schlafumgebung reduziert nächtliche Unterbrechungen.

Bettposition optimieren: Platzieren Sie Ihr Bett so, dass Sie mit dem Rücken zur Wand schlafen und Tür/Fenster im Blick haben. Diese »Schutzposition« entspricht evolutionären Instinkten und fördert die Entspannung.

Doppelbett hinterfragen: Wenn Sie oder Ihr Partner durch Bewegungen, Schnarchen oder unterschiedliche Schlafbedürfnisse gestört werden, probieren Sie getrennte Betten aus. Ihre persönliche Schlafqualität ist viel wichtiger als »bürgerliche Kategorien« – und stärkt langfristig die Beziehung.

Schlafzimmer lüften: Sorgen Sie für frische Luft im Schlafzimmer – besonders vor dem Zubettgehen. Ein gut belüfteter Raum fördert die Sauerstoffversorgung des Gehirns und verbessert die Schlafqualität, besonders in der REM-Phase.

Raumklima anpassen: Nicht jeder schläft bei 16–18°C am besten. Probieren Sie Ihre optimale Temperatur aus. Wenn Sie im Sommer unter Hitze leiden, halten Sie die Rollläden oder Vorhänge tagsüber konsequent geschlossen, nutzen Sie leichte Baumwollbettwäsche, lassen Sie Ventilatoren laufen und hängen Sie kühle, feuchte Tücher auf.

Matratze individuell wählen: Schwere Menschen lieben eher festere Matratzen, leichtere weichere. Für Menschen mit Rücken-, Schulter- oder Hüftschmerzen gibt es Spezial-Matratzen oder Auflagen. Bitte beraten lassen. Testen Sie Matratzen am besten zu Hause in Ihrer bevorzugten Schlafposition. Lassen Sie sie zur Probe liefern. Im Geschäft kaufen Sie unter Umständen die falsche.

Schlafposition: Die Seitenlage entlastet Rücken und Herz am besten. Linkes Liegen reduziert Sodbrennen und unterstützt die Verdauung.

Nackenstütze: Wählen Sie ein Kissen, das Ihren Nacken in natürlicher Krümmung stützt (orthopädische Konturkissen: dicke Seite unten). Latex oder Hybridkissen sind ideal bei Nackenschmerzen; Allergiker bevorzugen Kunstfasern. Ich genieße kuschelweiche Kissen, zum Beispiel mit Aloe Vera oder Malvenextrakten.

Schlafmythen entzaubern: Ersetzen Sie strenge Glaubenssätze wie »Ich brauche unbedingt 8 Stunden Schlaf« durch realistischere und entspanntere Einstellungen wie »Ich schlafe, wenn ich müde bin. Und so viel mein Körper es gerade braucht«.

Nachwort
Wacher leben, tiefer schlafen

Im Schlaf repariert unser Körper, was tagsüber strapaziert wurde: Er sortiert Erinnerungen ein, räumt Zelltrümmer auf, stärkt das Immunsystem und macht uns fit für alles, was am nächsten Tag kommt: Lachen und Arbeiten und Streiten und Denken und Genießen und Lieben. Ohne Schlaf sind wir nur halb da in unserem Leben. Und es gilt auch umgekehrt: Wenn wir nur halb leben – vor Stress, Arbeit, Sorgen, Krankheit, Schmerzen –, dann schlafen wir auch nicht gut. Dann entsteht ein Teufelskreis aus wenig Wohlbefinden am Tag und wenig gutem Schlaf in der Nacht.

Mit diesem Buch habe ich Ihnen gezeigt, dass sich das ändern lässt und wie Ihnen das gelingen kann. Sehen Sie es als Einladung, Ihren eigenen Schlaf neu kennenzulernen mit all seinen Aufmuckern und Macken, mit seinen Widersprüchen und Wundern: Sie schlafen nur vier Stunden in der Nacht, am Nachmittag dann aber noch mal zwei? Sie gehen ungewöhnlich früh (oder spät) schlafen und wachen ebenso ungewöhnlich früh (oder spät) auf? Als Arzt sage ich: Dann ist es eben so. Das Einzige, worauf es ankommt, ist Ihr Wohlbefinden – und das richtet sich nicht nach dem Schlaftracker.

Als langjähriger Schnarcher mit Neigung zu Schlafapnoe habe ich in meinem Leben unzählige Nächte in Schlaflaboren verbracht; ich habe in meiner Praxis Menschen mit Rückenproblemen zu Schlafpositionen, Matratzen und Nackenkissen beraten; ich habe für dieses Buch Studien gewälzt und immer wieder selbst ausprobiert, was hilft und was nicht. Dabei ist mir eine Sache klar geworden: Es gibt nicht den perfekten Schlaf. Es gibt nur Ihren Schlaf: Manche schlafen am besten in absoluter Stille, andere brauchen das Rauschen des Meeres oder der Straßenbahn oder das Schnurren ihrer Katze. Manche brauchen neun Stunden, andere kommen mit sechs aus. Manche lieben ihr Federbett, andere schwören auf die kühle Seite des Kissens.

Was zählt, sind drei Dinge: dass Sie sich morgens nicht wie gerädert fühlen. Dass Sie tagsüber nicht ständig gegen bleierne Müdigkeit ankämpfen. Und dass Sie abends ins Bett gehen und denken: »Aaah, endlich.« Und nicht »Oh nein, schon wieder.« Deshalb beginnt die Vorbereitung auf den Schlaf mit der individuellen Tagesroutine.

Dabei helfen oft schon kleine Änderungen: ein offenes Fenster, ein zusätzliches Kissen zwischen den Knien, ein klärendes Gespräch. Am Nachmittag keine fünfte Tasse Kaffee oder Schwarztee, am Abend kein zweites Glas Wein, dafür eine Tasse Baldriantee. Vor allem die Erkenntnis, dass es völlig normal ist, immer mal wieder in der Nacht aufzuwachen. Genau diese Fähigkeit hat im Laufe der Evolution ja dazu geführt, dass uns der Säbelzahntiger eben nicht alle auf dem Gewissen hat. Jahrtausendelang haben wir ohne Schlaftracker, ohne Matratzen-Berater und ohne »10 000-Schritte-Regeln« überlebt, weil wir immer mal nach den Anderen geschaut haben.

Wir können gut leben und wir können gut schlafen. Diese Fähigkeit ist in unseren Körper eingeschrieben. Manchmal hat er es zwar schwer mit dem Einschlafen, weil im Gehirn zu viele Gedanken unterwegs sind oder im Körper zu viele Stresshormone. Aber wir können ihm helfen: mit wohltuenden Routinen und Ritualen tagsüber und am Abend, mit denen wir unsere Arme öffnen für den Schlaf – um uns ihm in der Nacht zu überlassen. Vielleicht geht es genau darum: dass wir aufhören, Schlaf als etwas zu betrachten, das wir dringend besser machen müssen. Sondern als etwas, das wir entspannt geschehen lassen dürfen – um unserem Kopf und Körper etwas Gutes zu tun, damit wir am nächsten Tag wieder mit voller Freude leben können.

In diesem Sinne: Schöne Tage und gute Nächte!

Ihr Prof. Dietrich Grönemeyer

ZIRKADIANER RHYTHMUS

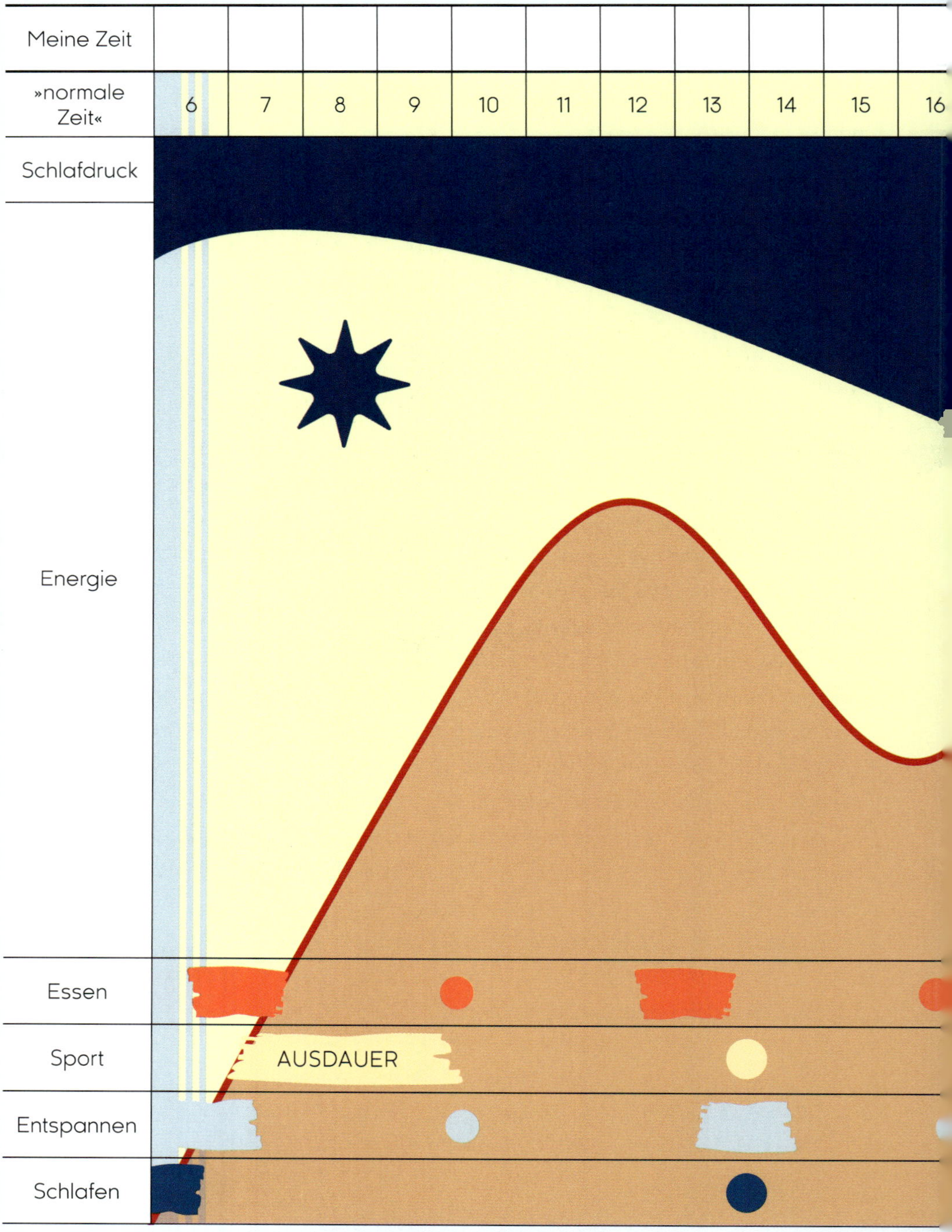

Energie, Schlafdruck und optimale Zeiten für Mahlzeiten und Snacks, für Ausdauer- und Kraftsport, große und kleine Pausen, Mittagsschlaf und Nachtschlaf.

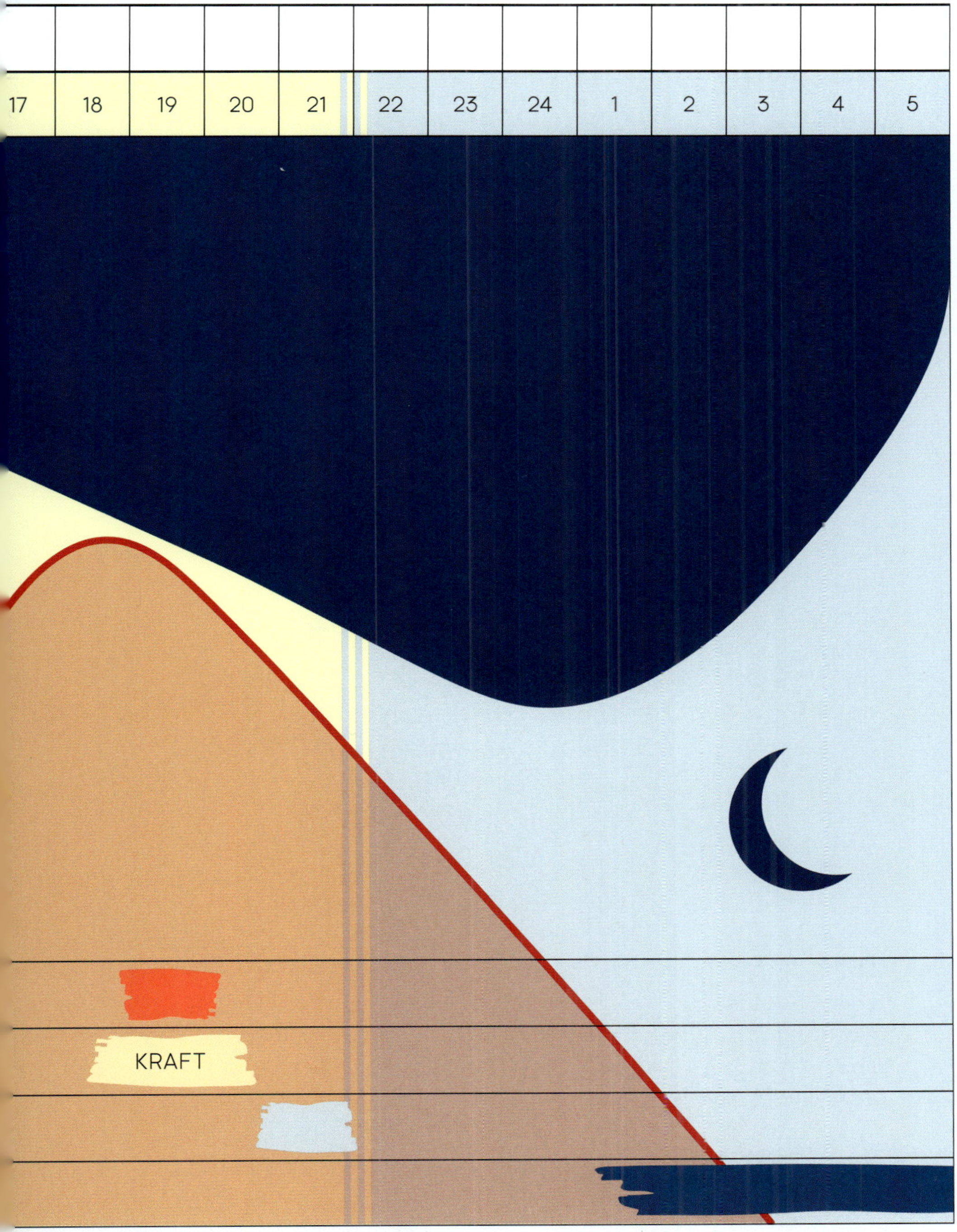

Oben die typischen Uhrzeiten. Wenn Ihr Rhythmus nach vorne verschoben ist (»Lerche«) oder nach hinten (»Eule«), tragen Sie Ihre persönlichen Uhrzeiten in die freien Felder ein.

Register

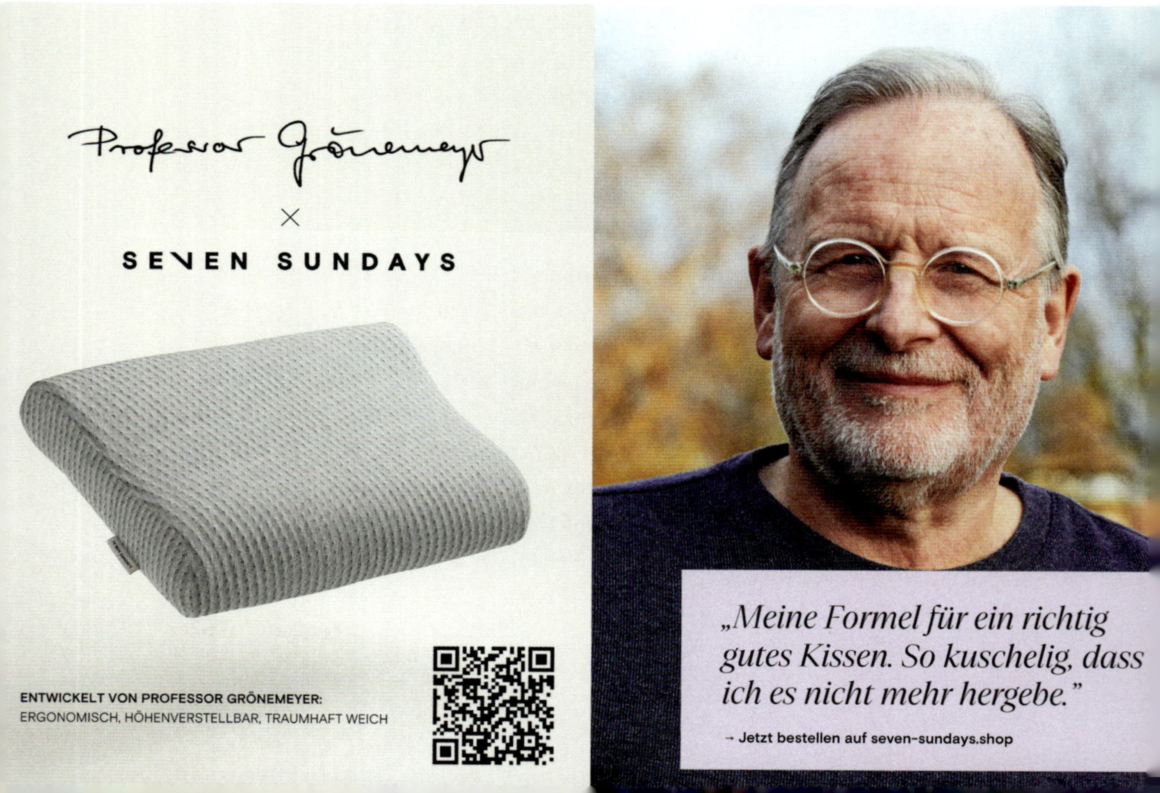
Professor Grönemeyer
×
SEVEN SUNDAYS
ENTWICKELT VON PROFESSOR GRÖNEMEYER:
ERGONOMISCH, HÖHENVERSTELLBAR, TRAUMHAFT WEICH
„Meine Formel für ein richtig gutes Kissen. So kuschelig, dass ich es nicht mehr hergebe."
→ Jetzt bestellen auf seven-sundays.shop

Quellen

1 Hauser, J.: »Schneller altern wegen Schlafstörungen?«, 08.10.2025. Unter: https://www.pharmazeutische-zeitung.de/schneller-altern-wegen-schlafstoerungen-159420/

2 Barmer: »Barmer-Analyse – Schlafstörungen nehmen weiter zu«. 25.10.2023. Unter: https://www.barmer.de/presse/presseinformationen/pressearchiv/barmer-analyse-schlafstoerungen-nehmen-weiter-zu--1243652

3 KKH: »Gedankenkarussell im Bett: Immer mehr Deutsche liegen nachts wach«. 23.09.2025. Unter: https://www.kkh.de/presse/pressemeldungen/wachliegen

4 AOK: »Schlafstörungen verursachen so viele Krankenscheine wie nie zuvor«. 19.06.2024. Unter: https://www.aok.de/pp/rh/pm/schlafstoerungen-verursachen-so-viele-krankenscheine-wie-nie-zuvor/

5 International Classification of Diseases 11th Revision (ICD-11): 7A00 – Chronic insomnia disorder. Online: http://id.who.int/icd/entity/323148092

6 http://id.who.int/icd/entity/1832877760

7 http://id.who.int/icd/entity/2024456840

8 http://id.who.int/icd/entity/877557231

9 http://id.who.int/icd/entity/1359329403

10 http://id.who.int/icd/entity/49589409

11 http://id.who.int/icd/entity/151357345

12 Jansen, P. R., Watanabe, K., Stringer, S., et al.: Genome-wide analysis of insomnia in 1,331,010 individuals identifies new risk loci and functional pathways. *Nat Genet.* 2019;51(3):394-403. doi:10.1038/s41588-018-0333-3

13 Kalmbach, D. A., Anderson, J. R., Drake, C. L.: The impact of stress on sleep: Pathogenic sleep reactivity as a vulnerability to insomnia and circadian disorders. *J Sleep Res.* 2018;27(6):e12710. doi:10.1111/jsr.12710; Vargas, I., Nguyen, A. M., Haeffel, G. J., Drake, C. L.: A negative cognitive style is associated with greater insomnia and depression symptoms: The mediating role of sleep reactivity. *J Affect Disord Rep.* 2020;1:100010. doi:10.1016/j.jadr.2020.100010

14 Irwin, M. R.: Sleep disruption induces activation of inflammation and heightens risk for infectious disease: Role of impairments in thermoregulation and elevated ambient temperature. *Temperature (Austin)*. 2022;10(2):198-234. Published 2022 Aug 21. doi: 10.1080/23328940.2022.2109932

15 Peeples, L.: »Quallen schlafen wie Menschen – auch wenn sie kein Gehirn haben«, 10.01.2026. Unter: https://www.Spektrum.de/news/quallen-schlafen-wie-menschen-auch-wenn-sie-kein-gehirn-haben/2303781

16 T-Online: »Die skurillen Schlafgewohnheiten der Chinesen«, 12.03.2014. Unter: https://www.t-online.de/digital/foto/id_68449520/die-seltsamen-schlafgewohnheiten-der-chinesen.html; Lamby-Schmidt, E.: »Auch unterm Schreibtisch – In China wird überall gut geschlafen«, 24.01.2026. Unter: https://www.deutschlandfunkkultur.de/auch-unterm-schreibtisch-in-china-wird-ueberall-gut-geschlafen-100.html

17 Cheung, B. Y., Takemura, K., Ou, C., Gale, A., Heine, S. J.: Considering cross-cultural differences in sleep duration between Japanese and Canadian university students. *PLoS One*. 2021;16(4):e0250671. Published 2021 Apr 26. doi:10.1371/journal.pone.0250671

18 Al-Abri, M. A., Al Lawati, I., Zadjali, F., Ganguly, S.: Sleep Patterns and Quality in Omani Adults. *Nat Sci Sleep*. 2020;12:231-237. Published 2020 Apr 14. doi:10.2147/NSS.S233912

19 Bartens, W.: »Werden Schlafstörungen überschätzt?«, 13.07.2027. Unter: https://www.sueddeutsche.de/gesundheit/schlafforschung-werden-schlafstoerungen-ueberschaetzt-1.3584242

20 Musharbash, Y.: Night, sight, and feeling safe: An exploration of aspects of Warlpiri and Western sleep. *Aust J Anthropol.* 2013;24:48-63. doi:10.1111/taja.12021

21 Kapotsis, G., Steiropoulos, P., Rovina, N., Vagiakis, E., & Trakada, G. (2025: Sleep incubation [enkoimesis] in medical practice at Asclepieia of ancient Greece – The ancient Greek sleep medicine. *Sleep medicine,* 130, 31-35. https://doi.org/10.1016/j.sleep.2025.03.023

22 Petrocchi, S., Iannello, P., Lecciso, F., Levante, A., Antonietti, A., & Schulz, P. (2019): Interpersonal trust in doctor-patient relation: Evidence from dyadic analysis and association with quality of dyadic communication. *Social science & medicine,* 235, 112391. https://doi.org/10.1016/j.socscimed.2019.112391; Moreau, A., Boussageon, R., Girier, P., & Figon, S. (2006): Efficacité thérapeutique de

»l'effet médecin« en soins primaires [The »doctor« effect in primary care]. Presse medicale (Paris, France : 1983), 35(6 Pt 1), 967–973. https://doi.org/10.1016/s0755-4982(06)74729-7
23 Ich engagiere mich z. B. als medizinischer Beirat beim Schweizer Matratzenhersteller »Seven Sundays«.
24 Danckert, J., Merrifield, C.: Boredom, sustained attention and the default mode network. *Exp Brain Res.* 2018;236(9):2507-2518. doi:10.1007/s00221-016-4617-5
25 Guzzetti, J., Sundelin, T., Holding, B., Wright, K., Axelsson, J.: Response of sleep and the circadian system to a long summer photoperiod at high latitude. *SLEEP Adv.* 2022;3(Suppl 1):A9. https://doi.org/10.1093/sleepadvances/zpac029.021
26 https://www.tiktok.com/@rebeccaaleigh/video/7335175462123097386
27 Prophet, I.: »So verursacht ein TikTok-Mythos Schlafstörungen«. 03.07.2024. Unter: https://www.spektrum.de/kolumne/schlaf-wie-ein-tiktok-mythos-schlafstoerungen-verursacht/2220950
28 Chen, H., Xing, Y., Wan, C., et al.: The SIK3-N783Y mutation is associated with the human natural short sleep trait. Proc Natl Acad Sci U S A. 2025;122(19):e2500356122. doi:10.1073/pnas.2500356122
29 Sabia, S., Fayosse, A., Dumurgier, J., et al.: Association of sleep duration in middle and old age with incidence of dementia. *Nat Commun.* 2021;12(1):2289. Published 2021 Apr 20. doi:10.1038/s41467-021-22354-2
30 Hasan, M. M., Jankowski, K. S., Khan, M. H. A.: Morningness-eveningness preference and shift in chronotype during COVID-19 as predictors of mood and well-being in university students. *Pers Individ Dif.* 2022;191:111581. doi:10.1016/j.paid.2022.111581
31 ARD Alpha: »Im Traum zu großen Einsichten«. Ohne Datum. Unter: https://www.ardalpha.de/lernen/schulfernsehen/info/faecher/august-kekule-100.html
32 Köhler, W.: »The Beatles – ›Yesterday‹«. Ohne Datum: Unter: https://www.swr.de/kultur/musik/hus-beatles-yesterday-102.html
33 Born, J., Wilhelm, I.: System consolidation of memory during sleep. *Psychol Res.* 2012;76(2):192-203. doi:10.1007/s00426-011-0335-6
34 Shahrbabaki, S. S., Linz, D., Hartmann, S., Redline, S., Baumert, M.: Sleep arousal burden is associated with long-term all-cause and cardiovascular mortality in 8001 community-dwelling older men and women. *Eur Heart J.* 2021;42(21):2088-2099. doi:10.1093/eurheartj/ehab151

35 Högemann, A., Antwerpes, F.: »Narkolepsie«. Unter: https://flexikon.doccheck.com/de/Narkolepsie; Nicholls, H.: »Vom Schlaf getroffen«. 31.07.2028. Unter: https://www.Spektrum.de/magazin/wie-narkolepsie-entsteht-und-was-sie-heilen-koennte/1576142
36 Simon, V.: »Der Elefant im Schlafzimmer«. 04.01.2024. Unter: https://www.sueddeutsche.de/projekte/artikel/panorama/schrachen-nachts-apnoe-mythen-e182236/
37 Broström, A., Alimoradi, Z., Lind, J., Ulander, M., Lundin, F., Pakpour, A.: Worldwide estimation of restless legs syndrome: a systematic review and meta-analysis of prevalence in the general adult population. *J Sleep Res.* 2023;32(3):e13783. doi:10.1111/jsr.13783
38 Rauf, B., Sharpless, B. A., Denis, D., et al.: Isolated sleep paralysis: Clinical features, perception of aetiology, prevention and disruption strategies in a large international sample. *Sleep Med.* 2023;104:105-112. doi:10.1016/j.sleep.2023.02.023
39 Sauter, T. C., Veerakatty, S., Haider, D. G., Geiser, T., Ricklin, M. E., Exadaktylos, A. K.: Somnambulism: Emergency Department Admissions Due to Sleepwalking-Related Trauma. *West J Emerg Med.* 2016;17(6):709-712. doi:10.5811/westjem.2016.8.31123
40 Prophet, I.: »Wie Alkohol den Schlaf sabotiert«. 02.01.2025. Unter: https://www.spektrum.de/kolumne/gesundheit-wie-alkohol-den-schlaf-sabotiert/2248125
41 Pronova BKK: Wie gut schlafen die Deutschen? https://www.pronovabkk.de/unternehmen/presse/studien/schlafen-2024.html
42 Zhou, Y., Wu, W., Zou, Y., et al.: Benefits of different combinations of aerobic and resistance exercise for improving plasma glucose and lipid metabolism and sleep quality among elderly patients with metabolic syndrome: a randomized controlled trial. *Endocr J.* 2022;69(7):819-830. doi:10.1507/endocrj.EJ21-0589
43 Elgayar, S. L., Elgendy, S., Youssef, T. M.: Comparative effects of aerobic, resistance, and combined exercises on depression and sleep quality in women with controlled hypothyroidism: a randomized controlled trial. *Adv Rehabil.* 2024;38(1):9-19. doi:10.5114/areh.2024.136292
44 Longlalerng, K., Watanasiripakdee, S., Jeenduang, N., Habuddha, V., Piya-Amornphan, N., Damchuai, T.: Home-Based Aerobic Interval Training Combined with Resistance Training Improved Daytime Dysfunction in Adults with Obesity

and Sleep-Disordered Breathing. *Sleep Sci.* 2024;17(2):e117-e124. Published 2024 Feb 20. doi:10.1055/s-0043-1777708

45 Polito, L. F. T., Marin, D. P., Montenegro, C. G. P. S., Zanetti, M. C., Junior, M. V. B., Dias, H. M., Brandão, M. R. F.: Does a short period of resistance training improve sleep quality? Pilot study. *Man Ther Posturol Rehabil J.* 2019;17:1-5. doi:10.17784/mtprehabjournal.2019.17.673

46 Santos, M. A. M., et al.: Individual and average responses of sleep quality and daytime sleepiness after four weeks of strength training in adolescents. *Rev Educ Fis.* 2017;23(Spe2). doi:10.1590/S1980-6574201700SI0088

47 Ramos-Campo, D. J., Martínez-Aranda, L. M., Andreu Caravaca, L., Ávila-Gandía, V., Rubio-Arias, J. Á.: Effects of resistance training intensity on sleep quality and strength recovery in trained men: a randomized cross-over study. *Biol Sport.* 2021;38(1):81-88. doi:10.5114/biolsport.2020.97677

48 Perrault, A. A., Khani, A., Quairiaux, C., et al.: Whole-Night Continuous Rocking Entrains Spontaneous Neural Oscillations with Benefits for Sleep and Memory. Curr Biol. 2019;29(3):402-411.e3. doi:10.1016/j.cub.2018.12.028

49 Perrault, A. A., Cross, N. E., Dang Vu, T. T., Schwartz, S., Bayer, L.: Whole-night gentle rocking improves sleep in poor sleepers with insomnia complaints. bioRxiv. Preprint posted March 31, 2025. doi:10.1101/2025.03.31.646264

50 Fruth, B., Tagg, N., Stewart, F.: Sleep and nesting behavior in primates: A review. *Am J Phys Anthropol.* 2018;166(3):499-509. doi:10.1002/ajpa.23373

51 Stewart, F. A.: Brief communication: why sleep in a nest? Empirical testing of the function of simple shelters made by wild chimpanzees. *Am J Phys Anthropol.* 2011;146(2):313-318. doi:10.1002/ajpa.21580

52 Vuust, P., Witek, M. A.: Rhythmic complexity and predictive coding: a novel approach to modeling rhythm and meter perception in music. *Front Psychol.* 2014;5:1111. Published 2014 Oct 1. doi:10.3389/fpsyg.2014.01111

53 Jansson-Fröjmark, M., Alfonsson, S., Bohman, B., Rozental, A., Norell-Clarke, A.: Paradoxical intention for insomnia: A systematic review and meta-analysis. *J Sleep Res.* 2022;31(2):e13464. doi:10.1111/jsr.13464

54 Chow, P. I., Ingersoll, K. S., Thorndike, F. P., et al.: Cognitive mechanisms of sleep outcomes in a randomized clinical trial of internet-based cognitive behavioral therapy for insomnia. *Sleep Med.* 2018;47:77-85. doi:10.1016/j.sleep.2017.11.1140

55 Aalling, N. N., Nedergaard, M., DiNuzzo, M.: Cerebral Metabolic Changes During Sleep. *Curr Neurol Neurosci Rep.* 2018;18(9):57. Published 2018 Jul 16. doi:10.1007/s11910-018-0868-9

56 Nutley, S. K., Read, M., Eichenbaum, J., et al.: Poor Sleep Quality and Daytime Fatigue Are Associated With Subjective but Not Objective Cognitive Functioning in Clinically Relevant Hoarding. *Biol Psychiatry Glob Open Sci.* 2021;2(4):480-488. Published 2021 Nov 5. doi:10.1016/j.bpsgos.2021.10.009

57 Thacher, P. V., Onyper, S. V., Tuthill, J.: De-cluttering the bedroom as a possible sleep hygiene step to improve sleep quality. *Sleep.* 2017;40(Suppl 1):A138-A139. doi:10.1093/sleepj/zsx050.372

58 Drews, H. J., Wallot, S., Brysch, P., et al.: Bed-Sharing in Couples Is Associated With Increased and Stabilized REM Sleep and Sleep-Stage Synchronization. *Front Psychiatry.* 2020;11:583. Published 2020 Jun 25. doi:10.3389/fpsyt.2020.00583

59 Aijazi, A., Parkinson, T., Zhang, H., Schiavon, S.: Passive and low-energy strategies to improve sleep thermal comfort and energy resilience during heat waves and cold snaps. *Sci Rep.* 2024;14(1):12568. Published 2024 May 31. doi:10.1038/s41598-024-62377-5

60 Lee, W. V., Shaman, J.: Heat-coping strategies and bedroom thermal satisfaction in New York City. *Sci Total Environ.* 2017;574:1217-1231. doi:10.1016/j.scitotenv.2016.07.006

61 Marshall, R. P., Hennes, F., Hennecke, N., Stöggl, T., Schwesig, R,, Riepenhof, H., Droste, J.-N.: Effects of a Modular Sleep System on Subjective Sleep Quality and Physiological Stability in Elite Athletes. *Applied Sciences.* 2026; 16(3):1194. https://doi.org/10.3390/app16031194

62 Yamada, S., Hoshi, T., Toda, M., Tsuge, T., Matsudaira, K., Oka, H.: Changes in neck pain and somatic symptoms before and after the adjustment of the pillow height. *J Phys Ther Sci.* 2023;35(2):106-113. doi:10.1589/jpts.35.106

63 Carmon, K., Beam, A., Ledesma, D., Rus, H., Weaver, M., Markowitz, S., Danoff-Burg, S.: Use of cooling bedding set improves perceived sleep. *Sleep.* 2025;zsaf090.1386. doi:10.1093/sleep/zsaf090.1386

64 Ekholm, B., Spulber, S., Adler, M.: A randomized controlled study of weighted chain blankets for insomnia in psychiatric disorders. *J Clin Sleep Med.* 2020;16(9):1567-1577. doi:10.5664/jcsm.8636

65 Kristiansen, S. T., Larsen, E. R., Videbech, P., Bjerrum, M. B.: User Experiences of Ball Blankets in Adults with Depression-Related Insomnia: A Qualitative Content Analysis Study. *Issues Ment Health Nurs.* 2024;45(6):639-649. doi:10.1080/01612840.2024.2341046

66 Preuk, M.: »Das verrät die Schlafposition über Ihre Gesundheit«. 09.01.2026. Unter: https://www.focus.de/gesundheit/gesundleben/push-gesundheitszustand-checken-das-verraet-die-schlafposition-ueber-ihre-gesundheit_1b0b2865-0e88-4402-904c-6c334b24e451.html

67 El Rafihi-Ferreira, R., Hasan, R., Toscanini, A. C., et al.: Acceptance and commitment therapy versus cognitive behavioral therapy for insomnia: A randomized controlled trial. *J Consult Clin Psychol.* 2024;92(6):330-343. doi:10.1037/ccp0000881

68 Giménez, M. C., Hessels, M., van de Werken, M., de Vries, B., Beersma, D. G., & Gordijn, M. C. (2010): Effects of artificial dawn on subjective ratings of sleep inertia and dim light melatonin onset. *Chronobiology international,* 27(6), 1219–1241. https://doi.org/10.3109/07420528.2010.496912

69 Gabel, V., Maire, M., Reichert, C. F., Chellappa, S. L., Schmidt, C., Hommes, V., Viola, A. U., & Cajochen, C. (2013): Effects of artificial dawn and morning blue light on daytime cognitive performance, well-being, cortisol and melatonin levels. *Chronobiology international,* 30(8), 988–997. https://doi.org/10.3109/07420528.2013.793196

Impressum

2. Auflage
© 2026 by Südwest Verlag, München, in der Penguin Random House Verlagsgruppe GmbH,
Neumarkter Str. 28, D-81673 München
produktsicherheit@penguinrandomhouse.de

Der Verlag behält sich die Verwertung der urheberrechtlich geschützten Inhalte dieses Werkes für Zwecke des Text- und Data-Minings nach § 44b UrhG ausdrücklich vor. Jegliche unbefugte Nutzung ist hiermit ausgeschlossen.

Hinweis
Die Ratschläge/Informationen in diesem Buch sind von Autor und Verlag sorgfältig erwogen und geprüft, dennoch kann eine Garantie nicht übernommen werden. Eine Haftung des Autors beziehungsweise des Verlags und seiner Beauftragten für Personen-, Sach- und Vermögensschäden ist ausgeschlossen. Bei medizinischen Fragen sollte immer eine Ärztin oder ein Arzt konsultiert werden.

Projektleitung: Dr. Harald Kämmerer
Konzeption und Redaktion: Anne Jacoby, Frankfurt a. M.
Umschlaggestaltung: OH, JA, München
Bildredaktion: Anne Jacoby/Tanja Zielezniak
Layout, Satz, Illustration: Buch-Werkstatt GmbH, Bad Aibling/Kim Winzen
Herstellung: Timo Wenda

Druck: Mohn Media Mohndruck GmbH, Gütersloh
Printed in Germany

ISBN: 978-3-517-10426-3

Bildnachweis
Porträtfotos und Coverbild von Prof. Grönemeyer: Christian Martin Weiß, München
Buch-Werkstatt GmbH/Kim Winzen: 3, 140, 148/149;
Getty Images: 136 (iStock/Petra Richli);
Shutterstock.com: 12 (zhukovvvlad), 16 (PeopleImages), 18 (Roman Samborskyi), 19 (Mulad Images), 23 (Prostock-studio), 24 (4tu5595), 27 (taweesak thiprod), 29 (Dima Moroz), 30 (Chepesch), 33 (N 454 R), 35 (Me dia), 42 (Designua), 44 (Pikovit), 46 (Pikovit), 50 (Nicoleta Ionescu), 53 (charles taylor), 55 (Vladimirova Julia), 56 (SunflowerMomma), 61 (fizkes), 64 (Tomas Ragina), 68 (Baravonda), 69 (Studio Romantic), 74 (dreii), 78 (Pixel-Shot), 80 (Sea Wave), 82 (Gregory Gerber), 84 (Nataly Studio), 85 o. (FotoHelin), 85 m. o. (Esin Deniz), 85 m. u. (Enes Solmaz), 85 u. (Dmitry Ergunov), 86 o. (Angel Alexis Luna Larios), 86 u. (mtphoto19), 87 o. (Food Impressions), 87 m. (RomarioIen), 87 u. (Ximora), 89 (Kulkova Daria), 90 (Tanja Esser), 94 (Ewa Studio), 97 (Mangkorn Danggura), 98 (ArtSvetlana), 99 (WellStock), 105 (Cavan Images - Offset), 106 (Rodica Vasiliev), 107 (PeopleImages), 108 (Nopphon_1987), 111 (Kateryna Mukhina), 117 (Pixel-Shot), 118 (MetaChain), 121 (Designer things), 123 (Designer things), 124 (Sabelskaia), 126 (New Africa), 127 (Pixel-Shot), 129 (PeopleImages), 131 (TSViPhoto), 133 (TSViPhoto), 134 (TSViPhoto), 137 (David Prado Perucha); Südwest Verlag (Christian M. Weiß): U1, 8, 39, 40, 59, 76, 100, 103, 114, 138.